①改善例　23 歳女性

典型的なクラウディング改善例

40 ページ〜参照

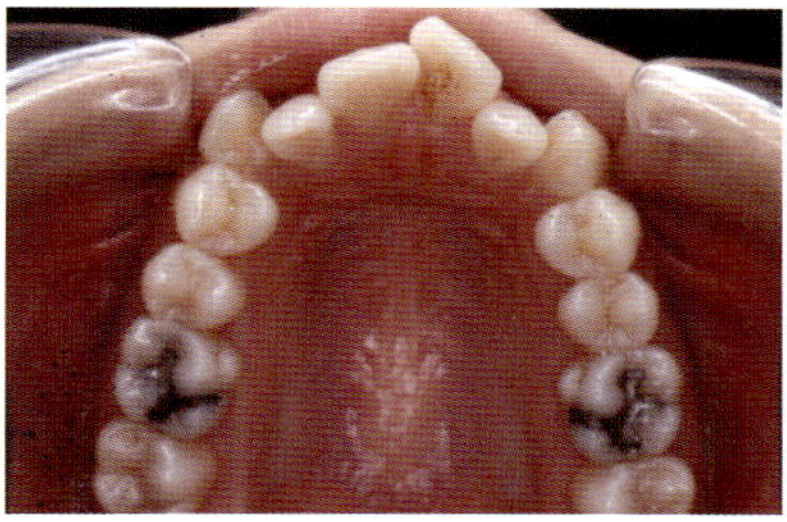

写真㉗：治療前、上顎咬合面観
顎骨の大きさに対して歯が大き過ぎるのがわかる。歯の大きさは遺伝的な影響を強く受け、同じような歯列不正が家族性に見られる

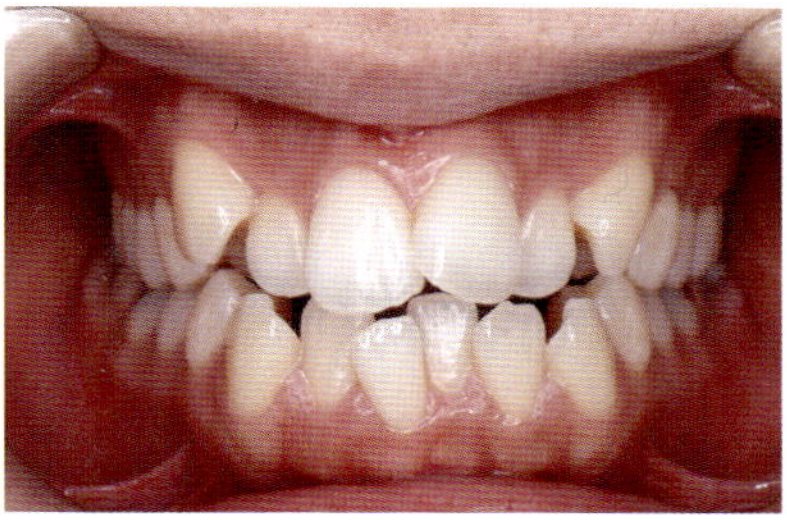

写真㉖：治療前、正面観
典型的なクラウディング（叢生）の例。前歯はガタガタで審美性・清掃性が悪い。前歯がしっかりと咬み合っておらず、咬み合わせの機能を果たしていない。審美的コンプレックスは、しばしば心因的な症状を引き起こす

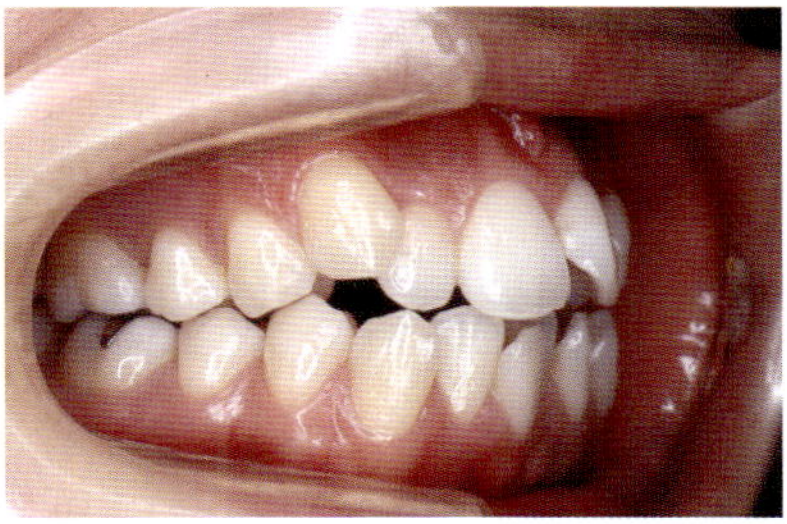

写真㉙：治療前、側方面観
上下の犬歯は大きく離れ、まったく咬み合っていないのがわかる。犬歯は、本来下顎の運動を誘導する重要な機能があり、臼歯や顎関節を強力な咬合力から守る役割がある

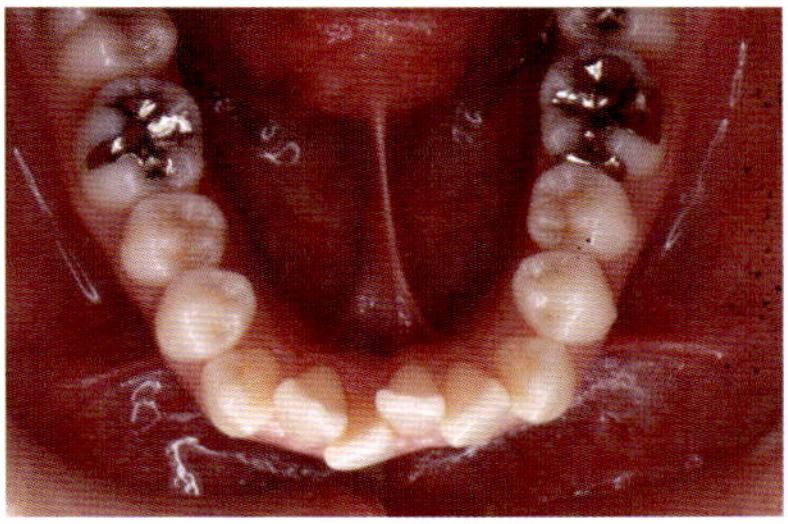

写真㉘：治療前、咬合面観
前歯部の叢生がひどく、ブラッシングが難しいため、虫歯や歯周病にも罹りやすい

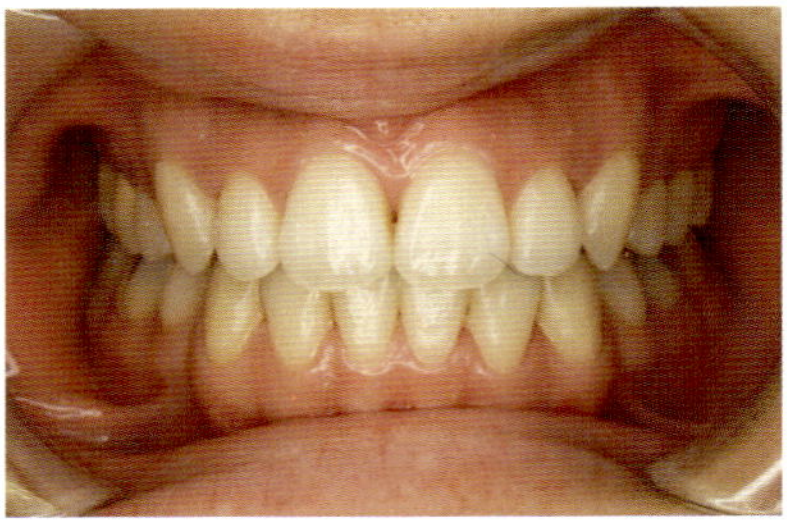

写真㉚：治療後、正面観
上下左右の第一小臼歯を４本抜歯して矯正治療を行った。ガタガタだった前歯はきれいに整い、正中もぴったりと一致した。審美性が向上したことで、患者さんの性格もより明るく前向きになった

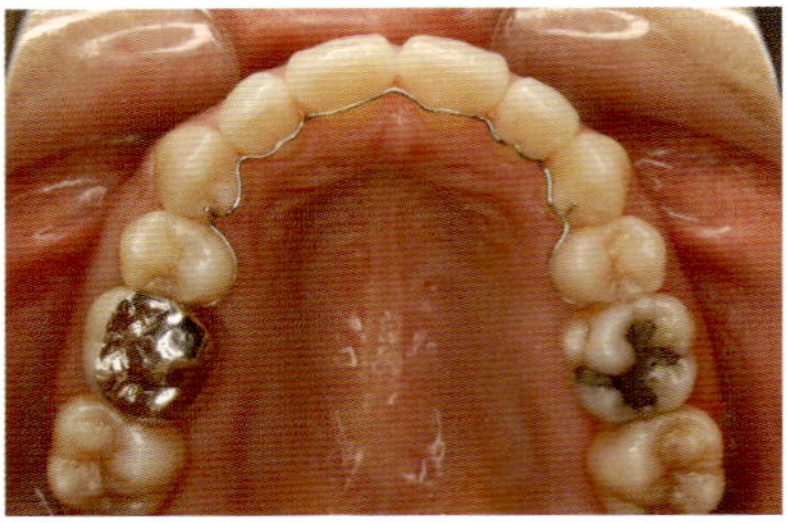

写真㉛：治療後、上顎咬合面観
左右対称的な美しい放物線型の歯列弓となっている

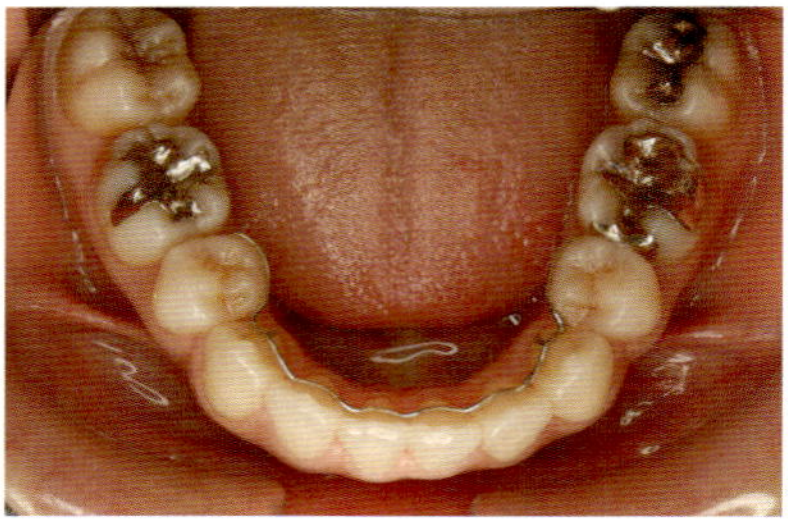

写真㉜：治療後、下顎咬合面観
前歯部の叢生が治り、清掃性が著しく改善した

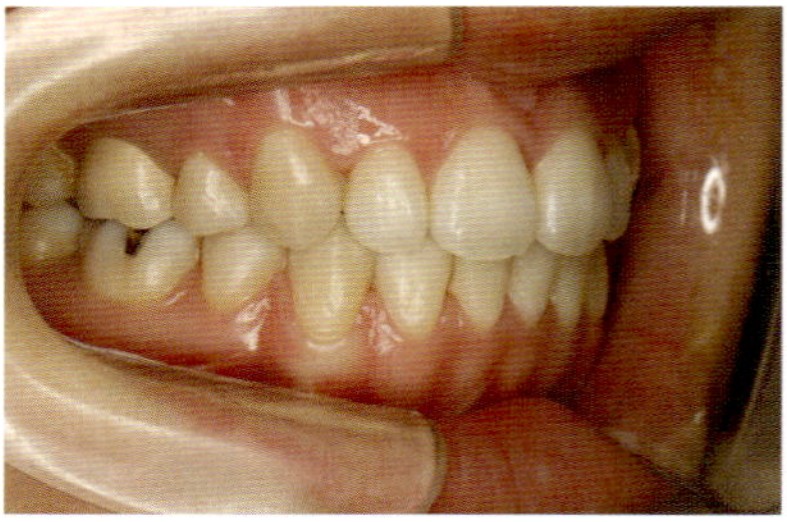

写真㉝：治療後、側方面観
上下の歯が、隙間なくしっかりと咬み合っているのがわかる。犬歯が正しく機能することは、咬み合わせにおいて非常に重要な意味がある

③改善例　41 歳男性

矯正用インプラントを用いた下顎偏位改善例

48 ページ～参照

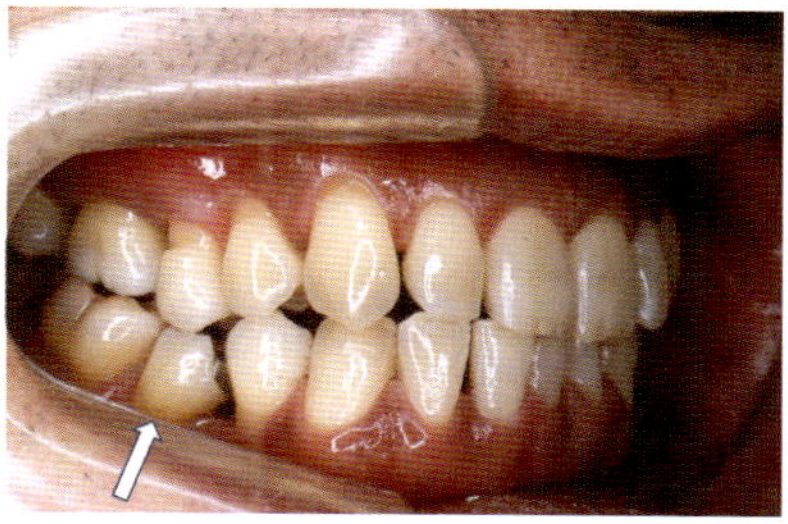

写真㊻：治療前、右側方面観
下顎第二小臼歯 (矢印) の萌出異常が咬合平面を歪ませる原因となった。これにより、右側の咬み合わせが低位となり、習慣的な咀嚼も右咬みになって、下顎の３次元的歪みが生じた。大臼歯は交差咬合で咬み合わせが悪く、歯周病（咬合性外傷）を発症していた

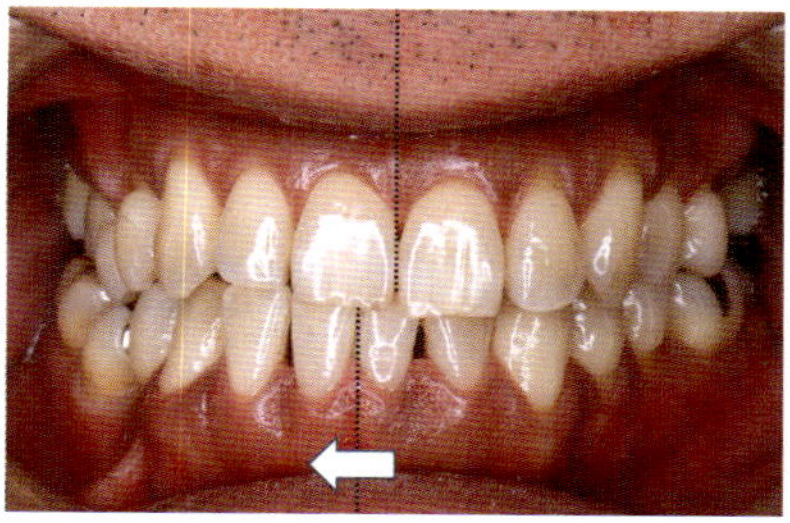

写真㊺：治療前、正面観
上下の正中がずれ、歯列が全体的に右側（向かって左）に大きくずれているのがわかる（矢印)。歯列の歪みと顔の歪みは、そのほとんどが一致している。矯正治療に先立って、まず歯周病治療を徹底的に行った

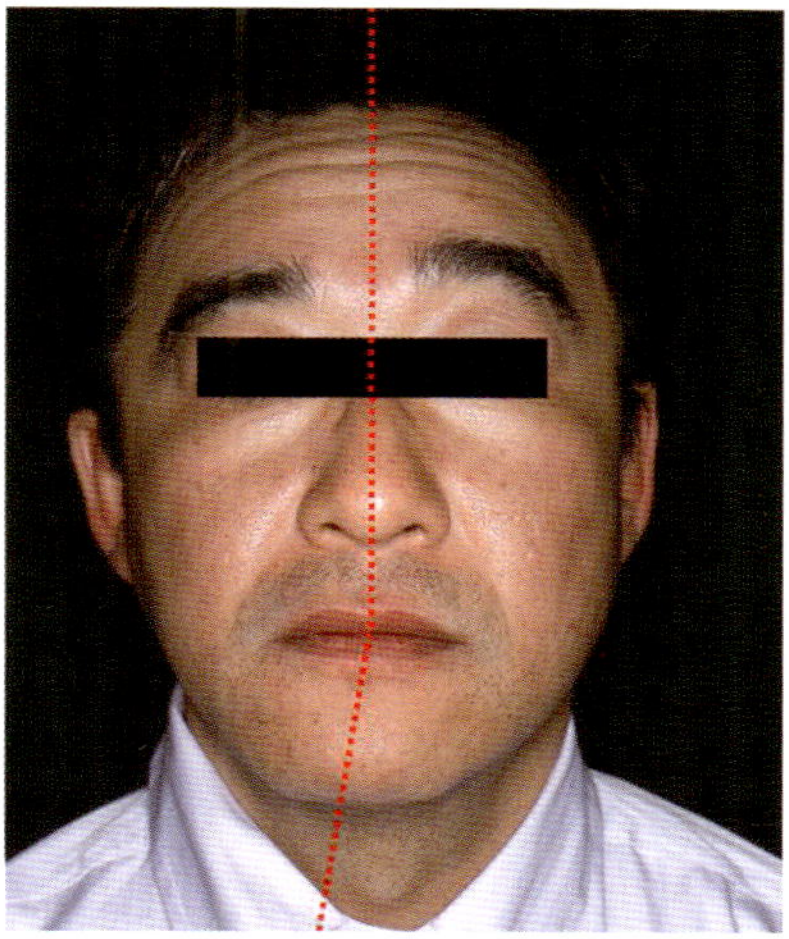

写真㊽：治療前、顔貌
下顎が右側（向かって左）にずれ、顔貌に大きな歪みを生じているのがわかる。右側の咬み合わせが低位で、かつ咀嚼側も右側であることから、眉や目の高さにも左右差を生じたと考えられる

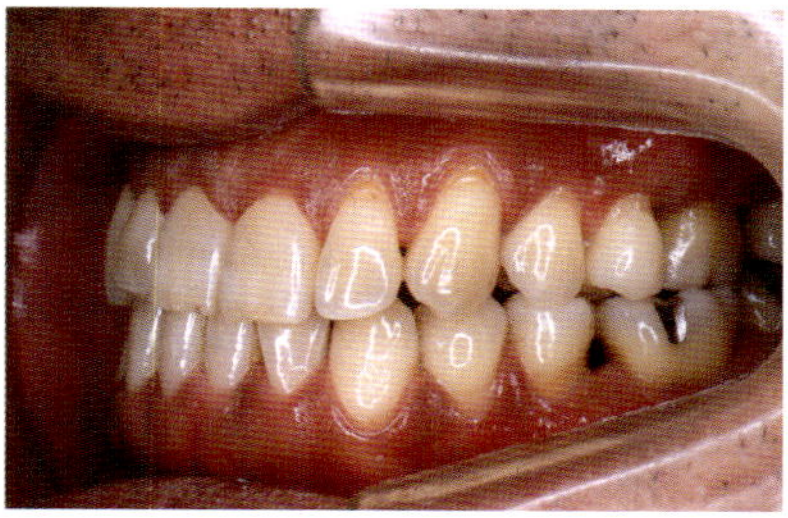

写真㊼：治療前、左側方面観
上顎の歯に対し、下顎の歯は前方にずれていて隙間があり、よく咬んでいないのがわかる。大臼歯は交差咬合で咬み合わせが悪く、これが歯周病（咬合性外傷）の原因となっていた

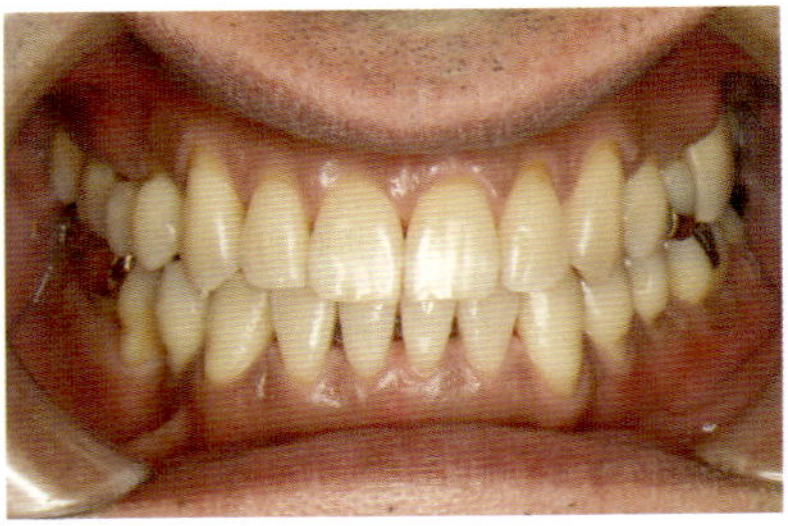

写真㊿：治療後、正面観
上下の正中がぴったりと一致し、下顎歯列が左側に移動したのがわかる。下顎位のずれや奥歯に歯周病があるようなケースでは、矯正用インプラントの利用なしにこのような成果を達成するのは難しい

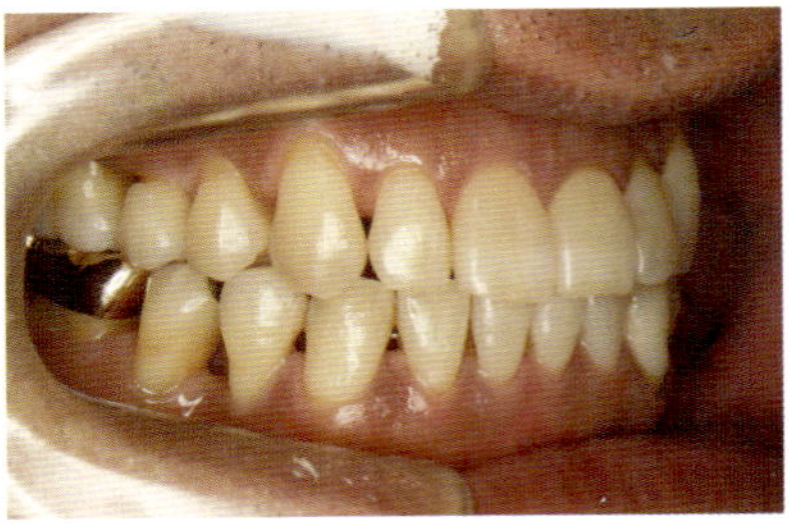

写真51：治療後、右側方面観
前方に倒れ込んでいた下顎第二小臼歯が正しく整直され、咬合平面の歪みが改善しているのがわかる

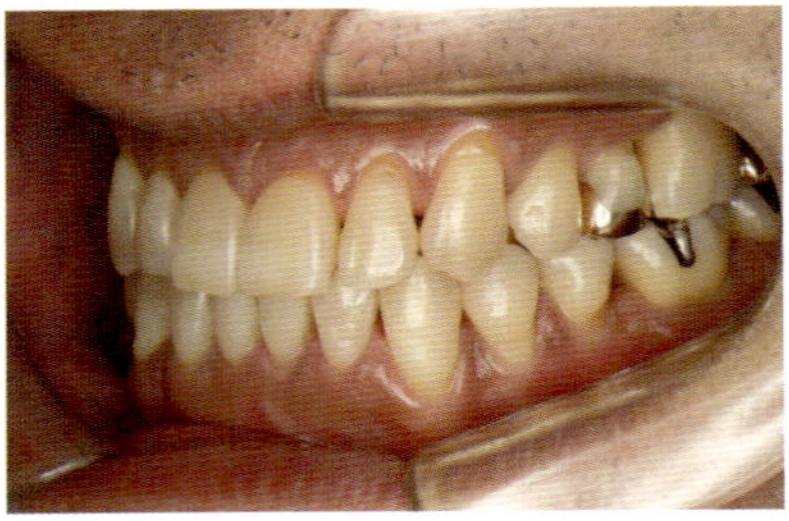

写真52：治療後、左側方面観
下顎歯列全体が左側に移動されたことによって、上下の歯は緊密にしっかりと咬み合っているのがわかる。上下の犬歯が正しい位置関係になることが、咬み合わせを仕上げる上で極めて重要であり、咬合性外傷の根本的治癒には咬合の適正化が不可欠

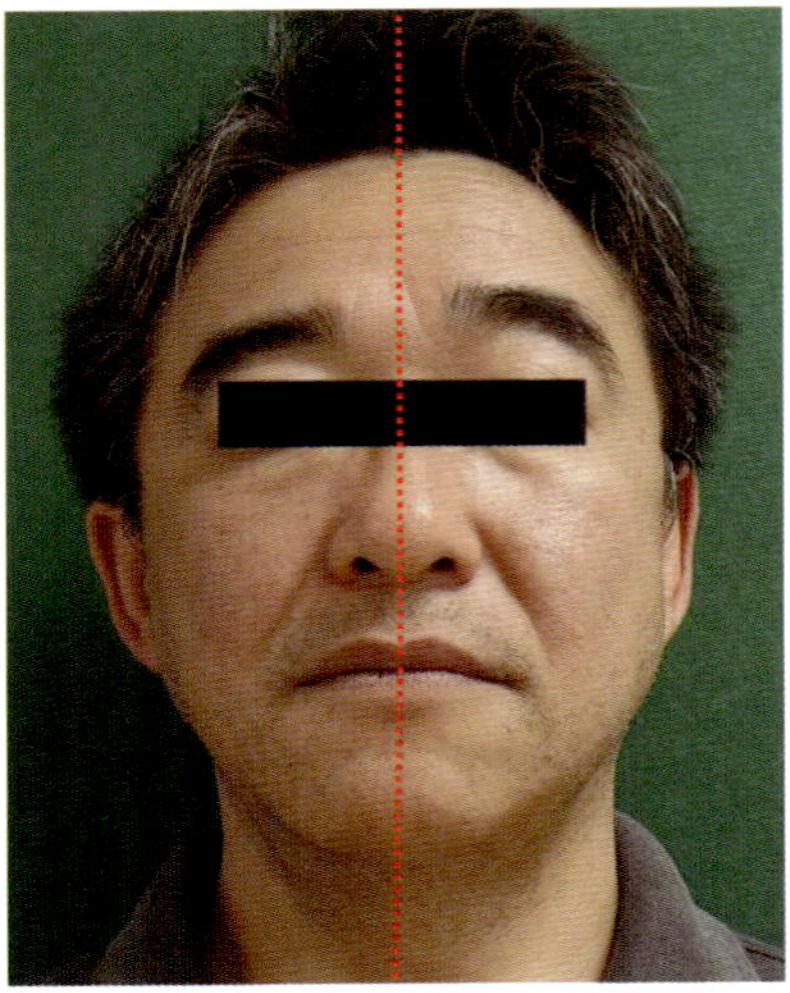

写真53：治療後、顔貌
下顎の歯列不正を正し、下顎を右側にずらしている原因を根本的に取り除くことで、顔貌の歪みも改善した。治療前にあった開口障害はなくなり、肩コリ、腰痛も大幅に軽減した

全人歯科医学からの伝言

歪んだ車体で、車が快調に走らないことは誰でも知っています。しかし人間は自身のことには気付きにくいようです。体や精神の具合がいつも悪いのに、その原因を知らない人が多いのです。原因が不明だから不定愁訴などと呼び、原因を考えようともしません。しかし原因のない結果はありません。病気や不調にも必ず因果があるのです。

私の観察によれば、人間の不調には主に三つの大きな原因があります。第一の、最大の原因は体の歪みです。運動や生命活動を保護する屋台骨、体軀の構造的歪みです。機械でも生物でも構造が歪めば順調に動きません。ところが人間は、身体機能だけではなく、神経系の機能障害も生じるところが大きな問題なのです。自律神経を失調させ、その支配下にある内臓、ホルモン、免疫等を撹乱させてしまうことを、私たちは突き止めました。歪みに起因するストレスが脳の一部に欠損を起こし、鬱や統合失調症様の状態になることが多いこともわかりました。

内臓の不具合は心臓、胃腸に多く、ホルモンの失調は生理痛、生理不順、不妊、不眠などを多出させ、糖尿病になる例もあります。頭痛、肩コリ、腰痛、手脚しびれ等はもちろん、生きるのも苦痛になる体と心の症状をひき起こす原因の第一が体軀の歪みなのです。ところが、二足直立する人間の姿勢を支える主柱、軸こそ歯であったという事実に、最近まで誰も気付かなかったのです。人間は歯の微妙な食いしばり方を調節しながら、複雑に動く姿勢をコントロールしています。自身を注意深く観察するとわかるはずです。

歯の咬み合わせ関係が狂うと、建物の柱が狂いを生じた時と同様、歪み、傾きます。体の動きも不自然になります。咬み合わせを正すとすぐに、姿勢の歪みがとれ、苦痛も解消し、体の動きも自然に戻るので、この因果は確認できます。

不調の第二の原因は食の歪みです。私に全人医学の視点を開眼させたきっかけは食です。私自身、腎炎、膵炎他多くの病気に苦しみ続けたこと、また歯周病を従来法で治療しても治らない例があまりに多かったこと、この疑問から食の歪みがもたらす影響に関心が向きました。そして食の改善が私の体と、患者さんの歯周病を治す力の大きさに目を開かされました。

第三の原因は心の歪みです。三点に歪みがあると人間の身心はあっけなく機能不全に陥ります。

これらの歪みを捉え、正すことを基本におき、技術的治療を駆使するのが、私たちの全人歯科医学、Whole Person Dentistry です。

原因不明の三百もの難病や、それより多い不調にも、三大原因が関与している可能性大です。因果の解明には身心を生活環境をも含め、統合的で深く観察する医学観が必要ですが、ここで光を放つのが、紀元前四六〇年頃活躍し、医学の父と称されるヒポクラテスです。ヒポクラテスは全人医学という言葉こそ使いませんが、病気を生活ごとそっくり観察し、細部と全体を統合的に見る診断の大切さを説いています。ヒポクラテスを源流とし、V・E・フランクル等を経て、現代のアンドルー・ワイル等に、全人医学は継承されてきました。全人歯科医学は、全人医学に加え、驚きに値する歯の役割を重ね、私たちが体系化したものです。当研究所の空にヒポクラテスの旗を掲げ、大きな成果を重ねています。その研究の宝のように大切な要点を、本シリーズでお伝えしたいと、熱望しています。

全人歯科医学研究所
丸橋全人歯科　理事長　丸橋　賢

まえがき

歯並びが悪く、悩んでいる人は決して少なくはありません。歯並びが悪いと、見た目が良くないのは当然のこととして、実はそれ以外にも多くの問題を内包しています。

歯列不正があると、上下の歯が正しく咬み合わないため、下顎が無意識のうちにずれて咬むことが習慣となってしまいます。これにより、様々な体調の不良を抱えている方が実にたくさんいるのです。

ところが、従来から行われている歯列矯正では、この下顎のずれを補正することなく、そのままに歯を並べてしまう傾向があります。このことを、私たち全人歯科医学研究所（ＷＰＤ研究所）ではいち早く突き止めました。実際の治療例の中には、見た目に美しく歯が並んでいるにも関わらず、不正な歯列矯正によって咬み合わせが悪くなったり、体調不良が引き起こされることもわかってきました。

ＷＰＤ研究所では、従来行われてきた歯列矯正とは一線を画した、全く新しい全人的歯列矯正の概念と治療法について研究と実践を重ね、実績を上げてきました。下顎の重心バランスを重視し、正しい下顎位で歯をきちんと並べて咬み合わせを整えることで、歯列不正および不正咬合が原因であった多くの体調不良が改善することがわかったのです。

我が国においては、まだまだ多くの歯科医師が、歯と全身、さらには精神との関連について気付きを得ていないのが現状です。今後、歯科医療および歯科医学教育の中に、人を全体として捉える全人医療観が育まれ、従来原因がわからなかった歯や不正咬合に起因する体調不良で悩む多くの患者さんにとって、本書が問題を解決する糸口となれば幸いです。

目次——

3　体と心が健康になる歯列育成の秘訣

4　正しい矯正治療の実際例を見る

1　体調不良を抱えた歯列不正はこう治す

36歳女性　クラウディング（叢生）と開咬を伴う咬合不良の改善例

①なぜ、現代人は咬み合わせ不良が多いのか？

歯列不正は、現代人に頻繁に見られる歯並びの異常であり、多くは咬み合わせ不良（不正咬合）を伴います。不正咬合は、ただ食物が咬めない、咬みにくいという問題だけに留まらず、様々な体調不良の原因にもなります。

まず、不正咬合を伴う典型的な歯列不正の症例を示します。

患者さんは36歳の女性で、歯列不正と咬み合わせ不良を訴えて来院しました。口腔内の様子を見てみましょう（写真1～4）。この写真は、奥歯をしっかり咬んでもらって撮ったものです。上下の歯の間に隙間があり、しっかりと咬んでいないのがわかると思います。本来、上下の歯と歯は、まるで両手の指をがっしりと組むように、歯同士の山と谷が隙間なく咬み合うのが基本です。永久歯列では親知らずを除いて歯は28本ありますが、この患者さんの咬み合わせは隙間だらけで、わずか6本の歯しか咬んでいませんでした。しかも、上下の歯が点状に当たっているだけで、顎の位置は不安定で定まらず、食物を磨り潰して食べられるような咬み合わせではありません。本人も、どこで咬

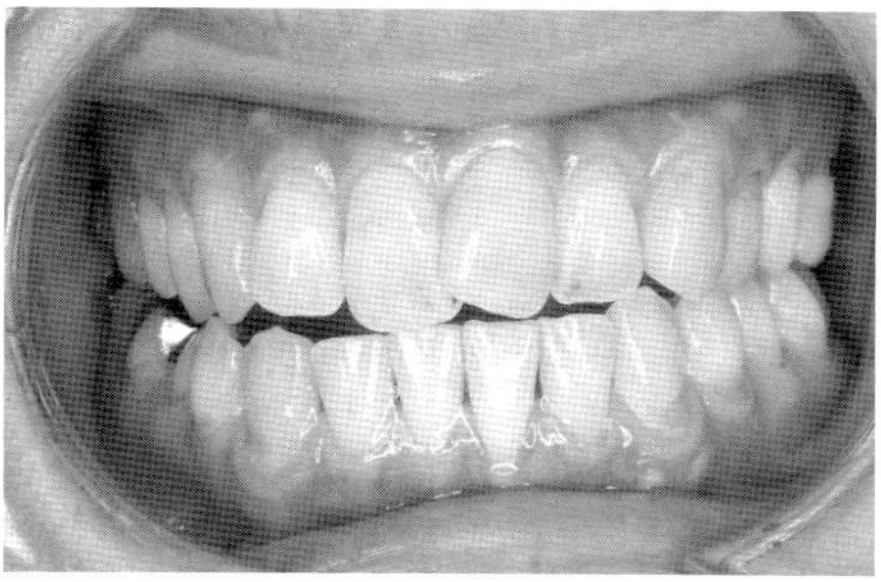

写真1：治療前、正面観
奥歯でしっかりと咬んでいるが、所々に隙間が見られる不安定な咬み合わせ。どこで咬んだら良いのか本人もわからない

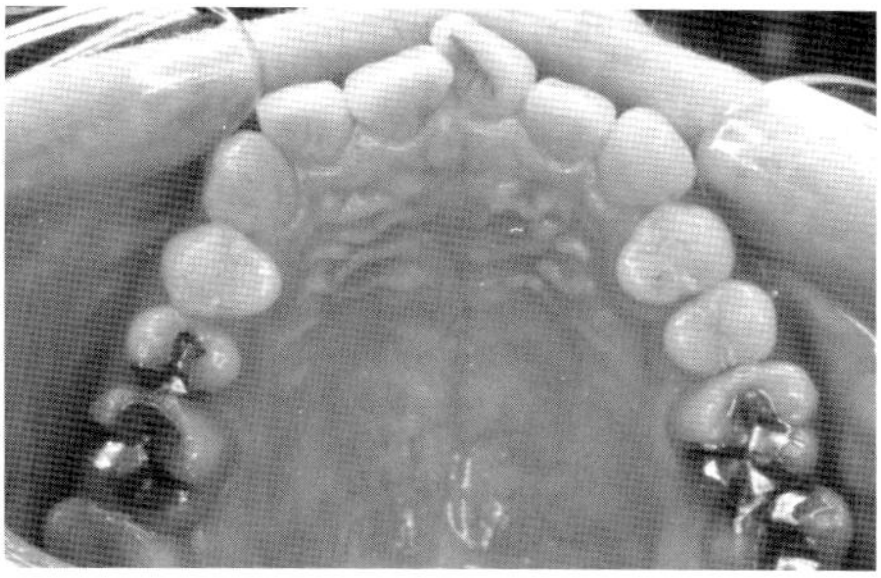

写真2：治療前、上顎咬合面観
前歯にねじれがあり、歯列弓はややV字型を呈し、横幅が狭い

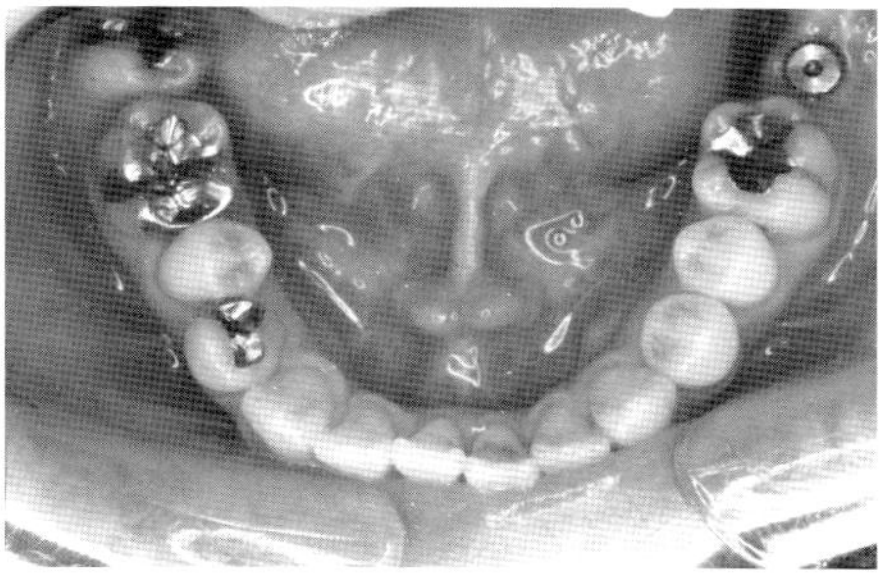

写真3：治療前、下顎咬合面観
左側第二大臼歯部は欠損しており、インプラントが埋入されている。この歯牙欠損の原因は、奥歯しか咬み合わないことによる咬合性外傷であることは明らか。この咬み合わせを放置すれば、奥歯が負担過重によりどんどんダメになっていく

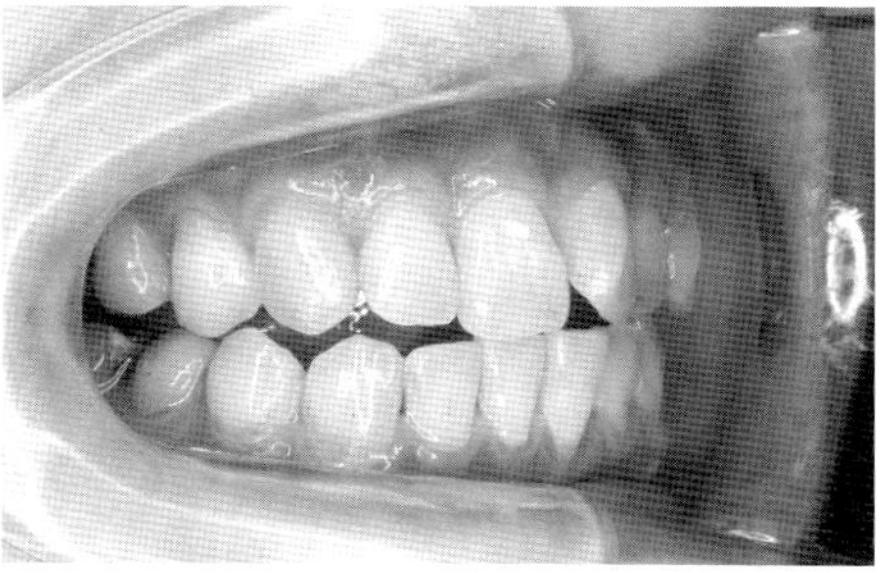

写真4：治療前、側方面観
前歯から小臼歯にかけてまったく咬み合っていないのがわかる。上下の歯は、6本、3か所しか当たらず、咀嚼は思うようにできない。また、顎関節症の症状も認められた。このような咬み合わせの人は、咬合力が弱いことが多く、咬まずに飲み込める食生活が定着し、栄養摂取にも偏りの見られることが多い

んだら良いのか全くわからない状態でした。

理想的には、上下の歯列の正中が一致し、上下の歯が1歯対2歯で隙間なく咬み合うのが基本です。しかも、上下の顎骨が3次元的に正しい位置関係で咬み合うことが極めて重要です。上下の咬み合わせが、見かけ上隙間なくぴったりと咬み合っているにも関わらず、顎の3次元的位置がずれているということは決して少なくありません。このような咬み合わせの人の多くは、肩コリ、首コリ、頭痛、顎関節症などの不調を抱えています。この患者さんの咬み合わせおよび下顎の3次元的位置には相当なずれがあり、肩コリ、首コリ、背のコリ、腰痛、股関節痛、左ひざの痛み、目の疲れ、顎関節の雑音、息苦しさ等の多くの不調を抱えていました。

現代人は、硬く咬み応えのあるものを咀嚼することが少なくなり、咀嚼筋や顎骨などの咀嚼器官は形態的・機能的に退化してきました。特に、戦後の食生活の変化は顕著で、歯ぎしりや食いしばりなどによる病的なものを除けば、若い人の歯には咬耗(歯の摩耗)はほとんど見られません。これは、咬合力の低下や咀嚼回数の減少を如実に物語っています。

ところが、咬合力が大きい人は、多少の歯列不正があっても、歯を咬耗させることで下顎を正しいところへ位置づけてしまいます。時には、歯や歯槽骨を破壊してまでも正しい下顎位(下顎の3次元的位置)を保とうとします。このような人は、全身の骨格がしっかりとしていて頑強で、姿勢も左右均等で歪みがありません。

しかし、咬合力が弱い人は、ほんのわずかな不正咬合であっても、歯を咬耗させて下顎位を正常に保つことが出来ないため、下顎をずらして咬むしかありません。これが知らず知らずのうちに定着して習慣化し、頭頸部の筋肉の過緊張や血行不良、姿勢の歪みを引き起こすのです。

近年の文部科学省のデータによると、子供の体重・身長などの体格は向上しているものの、運動能力は低下していることが明らかとなっています。運動不足は、全身の筋力の低下や骨格の退化を招いて、正しい姿勢の維持を困難にします。多少の咬み合わせのずれにも負けない体力づくりは、正しい姿勢を維持し、心身の健康を維持増進する上でも非常に重要であると私は考えています。

②咬み合わせが良くなると姿勢の歪みも治る

歯列不正や不正咬合によって、下顎はいとも簡単にずれを生じます。この患者さんは、歯列不正がある上に、下顎左側第二大臼歯が欠損していて左側の咬み合わせが低く、左側で咬みにくくなっています。これにより、右側での咀嚼が習慣となって、下顎のずれが助長されていました。

従来の歯列矯正では、何はともあれ、見かけ上の歯並びをきれいにすることに専念してきました。しかしながら、咬み合わせや下顎のずれに起因する体調変化を認識しないままで治療を行うと、ずれたままで歯が

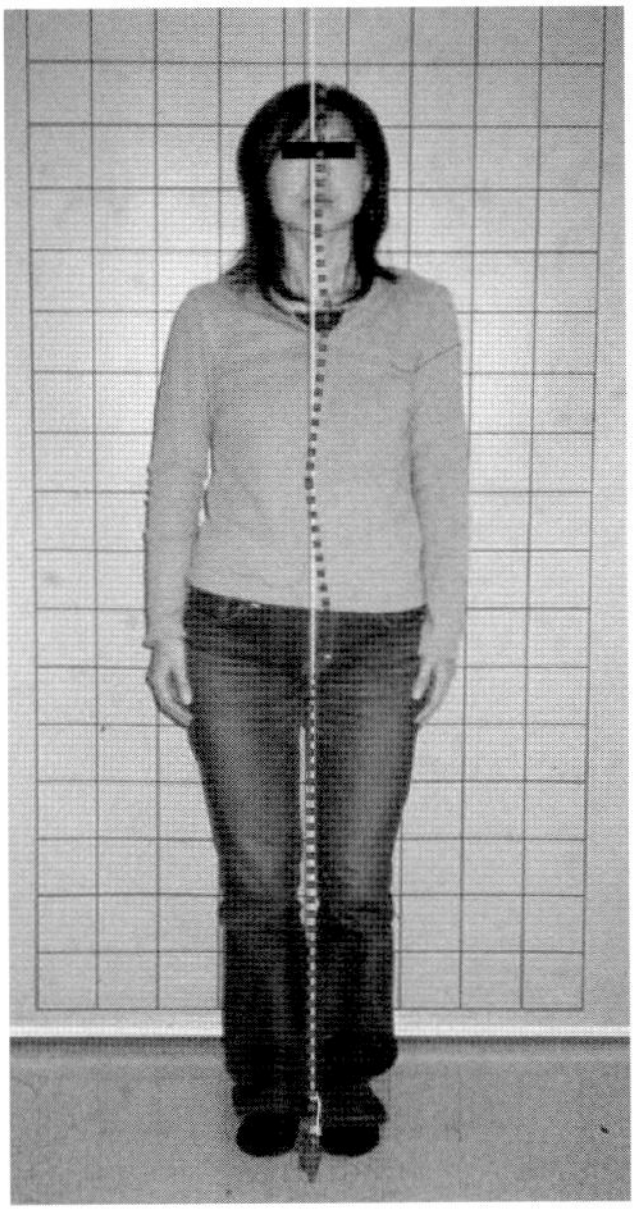

写真５：治療前の姿勢
首が左（向かって右）に傾き、右（向かって左）の肩が落ちているのがわかる。骨盤が左に向かって下がり、身体の重心が左にずれている。右上半身の歪みや骨盤のねじれを自覚していた。右の頭痛と首、肩の痛み、右目の疲れ、左の股関節の痛み、左ひざの痛みなどの体調不良を訴えていた

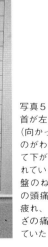

並ぶことになります。結果として、歯並びはきれいになっても、咬み合わせ不良に起因する体調不良はそのまま残ることになります。

一方、私たちが提唱している全人的歯列矯正では、頭部や全身に対する下顎の3次元的なずれを補正し、咬み合わせ由来の体調不良を取り除くことを重要視しています。具体的には幾つかの方法がありますが、ここでは典型的な方法を説明します。

まず、咬み合わせおよび下顎のずれと姿勢の歪み、そして体調不良との相関を見ていきます。治療前の姿勢を見てみましょう（写真5）。頭が左（向かって右）に傾き、右肩が下がり、左側に骨盤が下がって脊柱に歪みを生じているのがわかります。患者さん自身も、右上半身の歪みや左側の骨盤の突出を自覚しており、姿勢のねじれも生じています。前述した通り、多くの体調不良を抱えていました。

本症例では、下顎位を正しくして体調不良を改善するために、まずスプリント（マウスピース）を用いた咬合治療を行いました（写真6）。これによって、今まで隙間があって咬まなかった上下の歯を、正しい3次元的下顎位でしっかりと咬み合わせることが可能になります。咬み合わせと下顎位のずれが正されたことで、筋肉の過緊張がとれ、重心バランスが整って姿勢の歪みが改善し、血流も良くなります。これによって、長年悩まされていた体調不良は大幅に改善しました。スプリントによる下顎位の補正後の姿勢を示します（写真7）。

体調不良や下顎のずれの程度にもよりますが、特に症状が強い場合には、このように下顎位のずれを補正し、体調不良の改善を行った上で歯列矯正を進めていくことが肝要です。

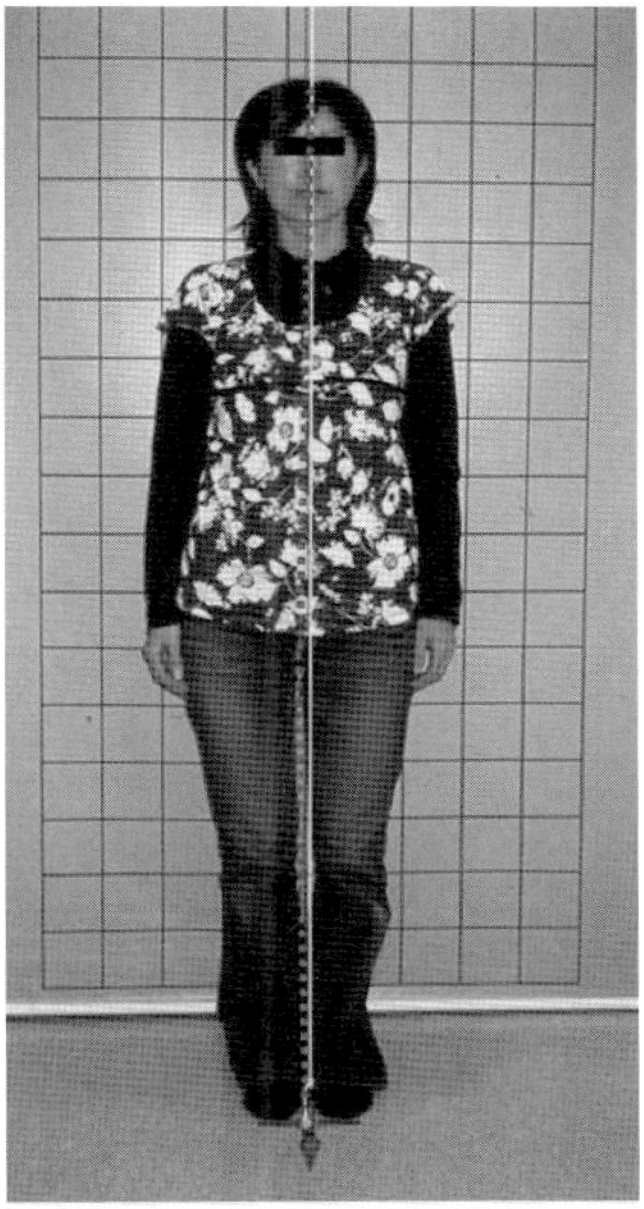

写真7：スプリントによる下顎位の改善後。姿勢の歪みが劇的に改善し、肩の高さ、骨盤の高さが左右揃っているのが分かる。重心バランスが整うことで、ほとんどの体調不良に大幅な改善が見られた

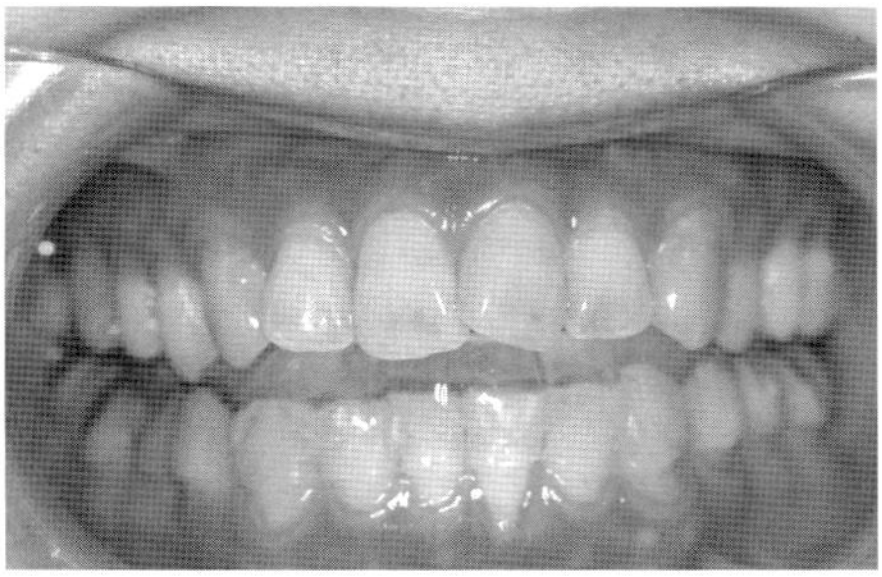

写真6：下顎にスプリントを装着し、下顎の３次元的位置のずれを正したところ。下顎位が安定し、何でもしっかりと咬めるようになった。治療前にあった体調不良は、かなりの改善が見られた

③下顎位を正しながら歯列を整えるのは、想像以上に難しい

スプリントによって下顎位が適正なところへ位置づけられたら、歯列矯正を進めていきます。スプリントを装着する場合には、基本的に装着しやすい上下いずれかに行います。スプリントを装着している歯にはブラケットをつけられないので、その装着期間歯を動かすことが出来ません。

このケースでは、まずスプリントの入っていない上顎にブラケットを装着し、歯列の形態修正を行いました（写真8、9）。

これがある程度進んだら、下顎のスプリントを外し、これに代わって上顎にバイトプレートを装着して、正しい下顎位を維持したまま下顎にブラケットをつけていきます（写真10、11）。

歯列矯正では、絶えず歯が移動し常に咬み合わせも変化していくため、これをしっかりと管理していく必要があります。治療ごとに咬み合わせや下顎位をきちんと評価し、ずれを生じないように歯の移動や咬合調整を行うことは容易ではありません。

下顎の歯列がきれいに並んできたところで、上顎に入れたバイトプレートを外します。このとき、上下の歯がきちんと咬み合うことはまずありません。きちんと咬み合うように咬合調整をしたり、歯にレジン（プラスチック）を盛り足してバイトプレートを外し、自分の歯同士で咬ませていきます。

このように、下顎位を正しながら歯並びを治すことが、いかに煩雑で難しい治療であるかということがおわかりいただけるのではないでしょうか。

一方、下顎位にずれのない場合や、体調不良がそれほど深刻でない場合には、スプリントやバイトプレートを用いた咬合治療は併用せずに、矯正治療だけで歯列不正と咬み合わせを治すことも可能です。つまり、治療方法は、下顎位のずれと体調不良の程度によると考えてよいでしょう。

④歯列矯正の成否は咬み合わせで決まる

歯列矯正も終盤に差し掛かると、いつ装置が外せるかが気掛かりになるところです。しかし、この最終段階が実はとても重要なのです。歯並びがきれいになり、下顎位が正しいところで咬むようになっても、それはまだ安定しているわけではありません。前述した通り、奥歯でしっかりと咬みしめたとき、上下の歯の山と谷がしっかりと咬み合い、そこから下顎があらゆる方向にスムーズに運動できることで正しい咬み合わせが完成します。もし、下顎を前後や左右に動かし、引っ掛かりや動かしにくさがあるようなら、咬み合わ

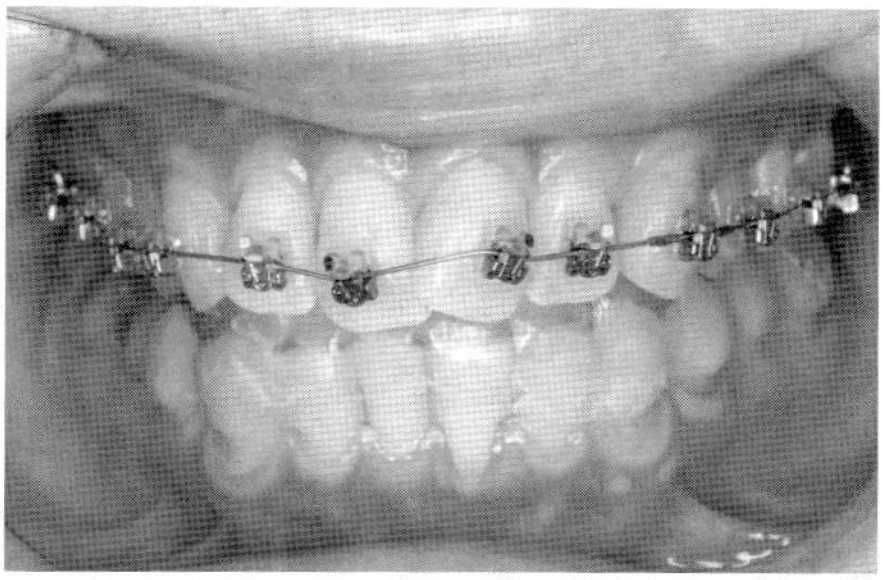

写真８：上顎にブラケットを装着し、スプリントで正しい下顎位を保ちながら歯列をきれいに整えていく

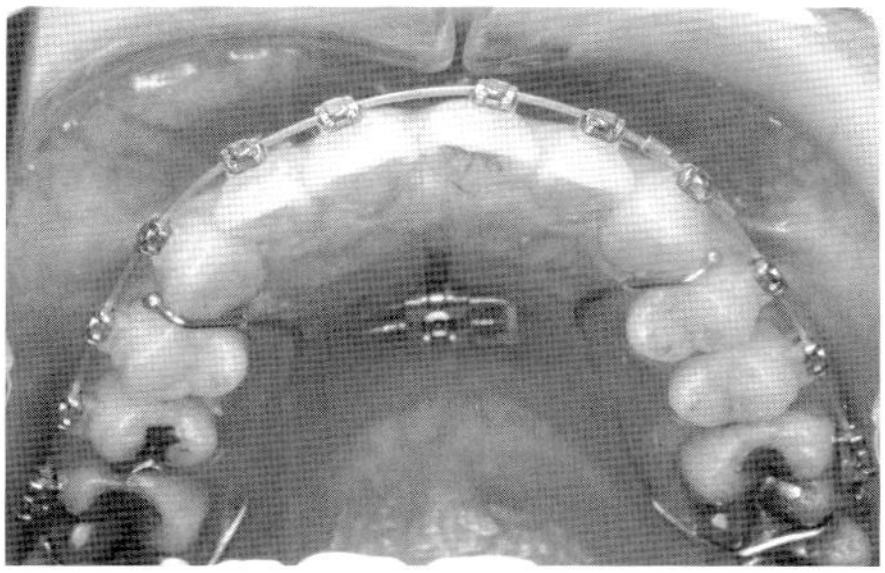

写真９：上顎に可撤式の拡大床を装着し、Ｖ字型の上顎歯列の拡大を図っているところ。装置中央部にスクリューがあり、これを回すことで歯列が左右に広がっていく

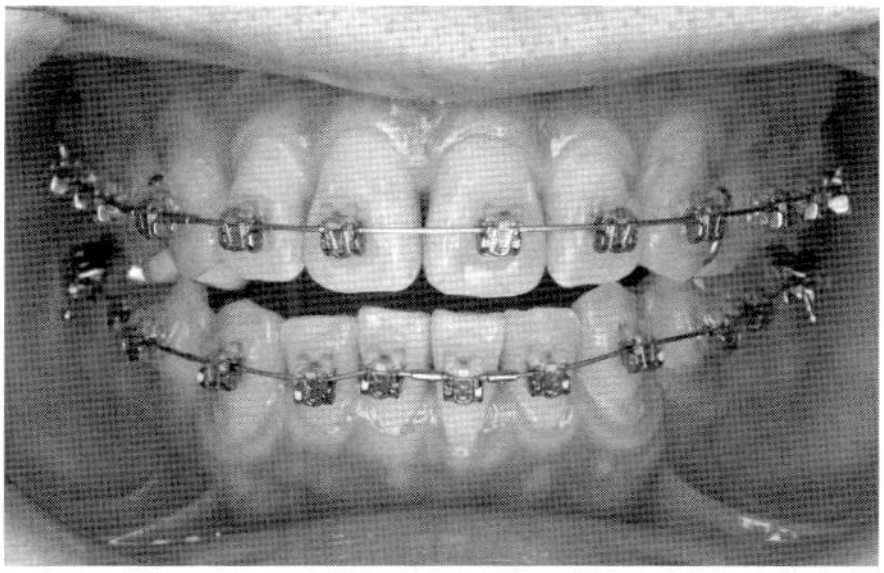

写真 10：下顎に装着していたスプリントを外し、下顎にもブラケットを装着し歯を動かしていく。スプリントを外すと上下の歯はきちんと咬み合わないため、上顎にバイトプレートを装着して下顎位を安定させる

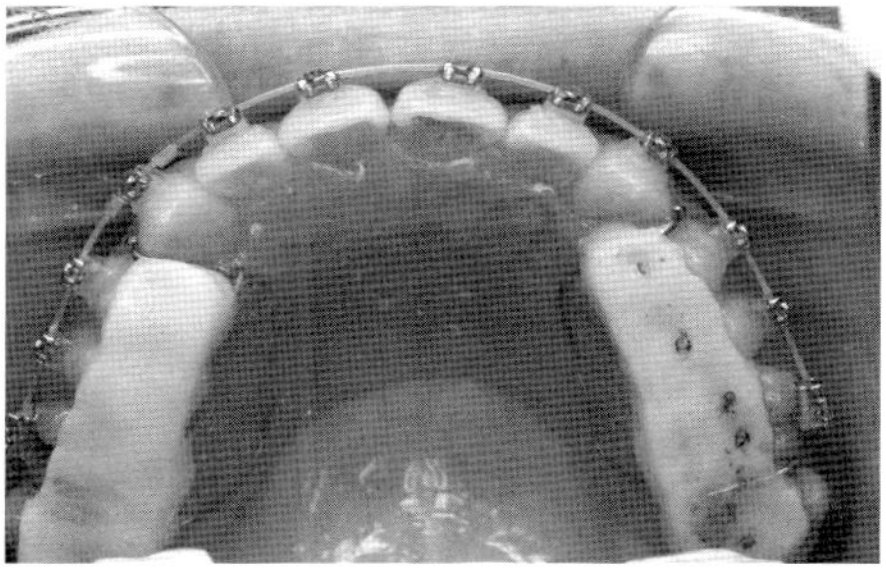

写真 11：上顎にバイトプレートを装着したところ。下顎の歯列がある程度整うまで、バイトプレートで下顎位を安定させる

せにまだ問題があるとみてよいでしょう。

歯の咬み合わせは非常に鋭敏で、数十ミクロンという高さを識別することが可能です。これは髪の毛一本を識別できる程度の精密さです。しかし、実際の矯正治療では、そのようなレベルで歯の移動を行うことは現実的に不可能です。

歯科治療を受けたことのある人ならおわかりになると思いますが、インレーやクラウンなどの詰め物や被せ物の咬み合わせの高さは、わずかに高かったり低かったり引っ掛かったりするだけで全く咬めませんし、下顎がずれを起こす原因にもなります。これによって、肩コリや首コリなどを容易に生じます。

歯列矯正においても同様で、咬み合わせで強く当たったり、引っ掛かったりする場合には咬合調整（歯をわずかに削合する処置）を行い、全体の咬み合わせバランスを整える必要があります。咬み合わせが安定することで、下顎はずれを起こさず正しい下顎位に落ち着き、美しい歯列も後戻りせずに長期的に安定したものになるのです。

この症例でも、顎間ゴムやワイヤー調整、咬合調整をしながら、咬み合わせを精密に仕上げました。治療後は上下の歯がしっかりと隙間なく咬み合った美しい歯列となっているのがわかります（写真12〜15）。下顎は引っ掛かりのないスムーズな運動が可能となり、下顎位が3次元的に正しく導かれたことで、治療前にあった体調不良は大幅に改善しました。

このように、全人的な診断に基づいた歯列矯正は、ただ歯並びをきれいにするだけに留まらず、驚くべき効果を発揮するのです。

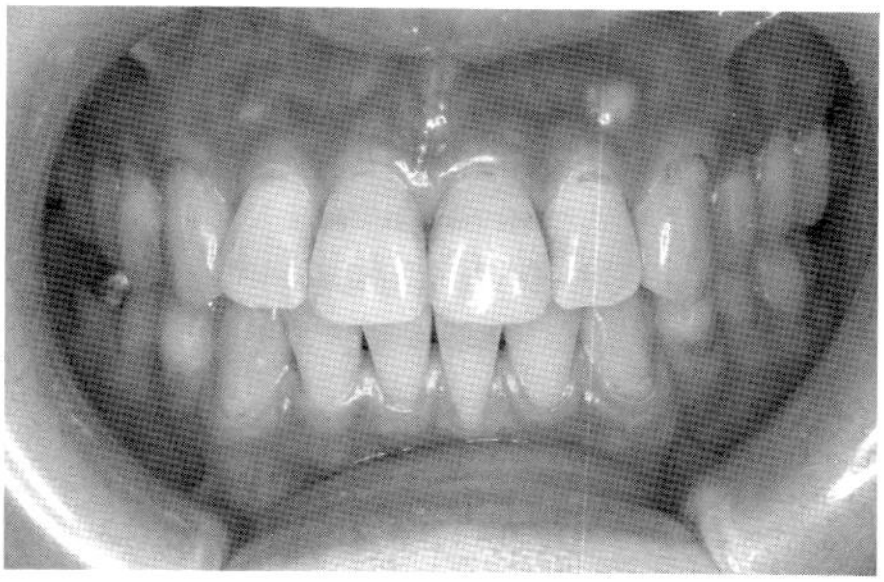

写真 12：治療後、正面観
上下の正中はぴったりと一致し、美しい歯列になった。上下の歯の間にあった隙間はなくなり、安定して咬めるようになった

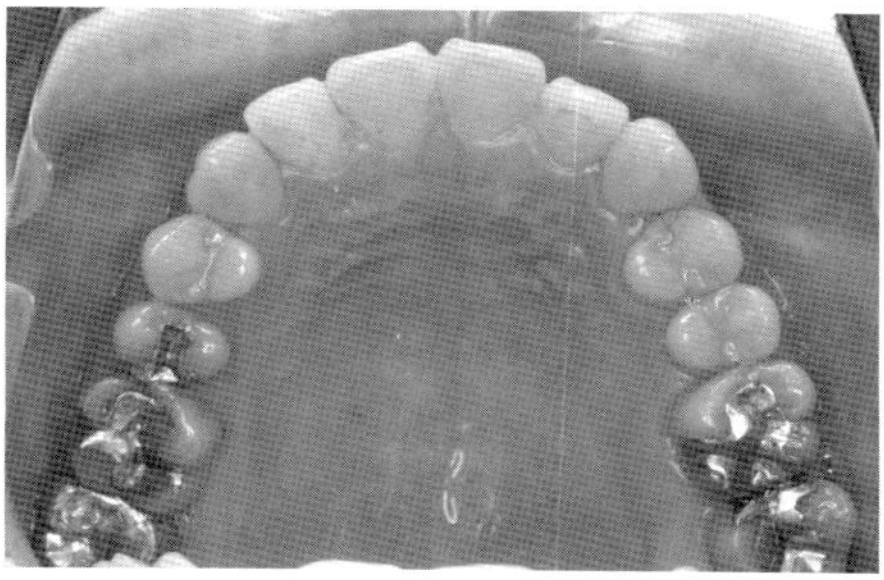

写真 13：治療後、上顎咬合面観
やや狭窄していた歯列は左右に拡大され、左右対称の美しい放物線型の歯列となった

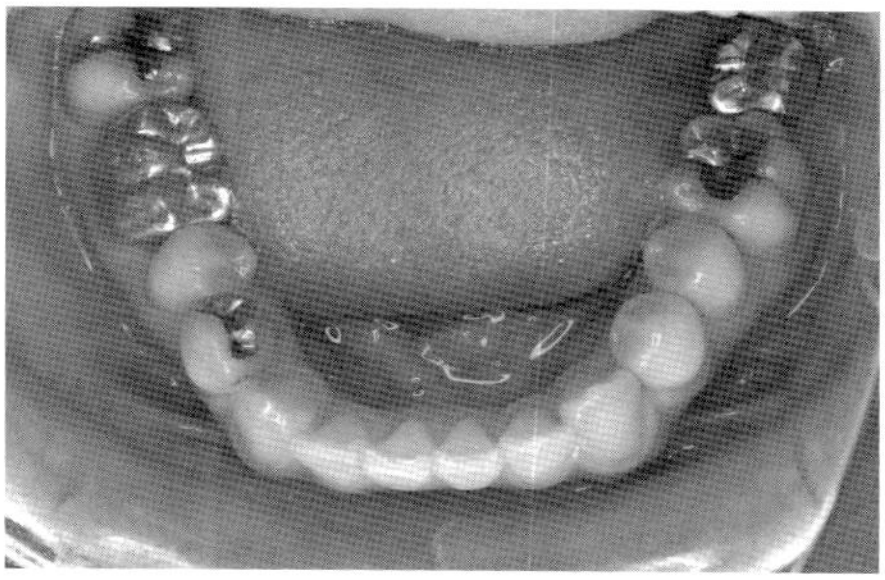

写真 14：治療後、下顎咬合面観
インプラント部は補綴され、臼歯部の強力な咬み合わせが回復した

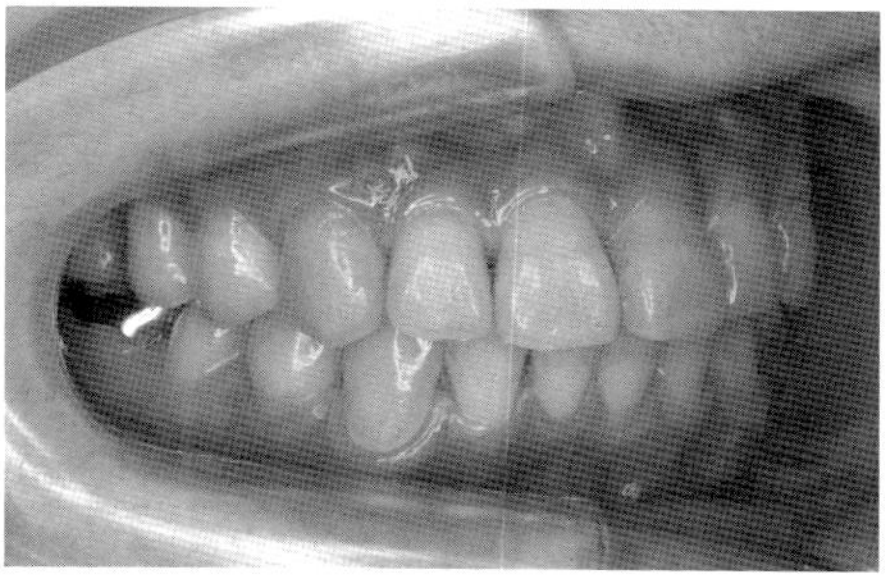

写真 15：治療後、側方面観
上下の歯は隙間なくしっかりと咬み合っているのがわかる。すべての歯が正しい下顎位で咬み合うことで、何でもしっかりと咬めるようになった。頭痛や首、肩の痛み右目の疲れ、息苦しさなどが改善された

2 従来法と決定的に異なる全人的矯正治療

①全人的歯列矯正とは何か？

一般論として、歯列矯正を希望される患者さんの多くは、歯並びの見た目の悪さが気になり相談にみえます。もちろん、歯並びの悪さは人それぞれで、まったく同じケースは存在しません。

従来から行われてきた歯列矯正は、歯と顎骨の大きさの不調和の程度と側貌の美しさに重点を置き、小臼歯の便宜抜歯によって歯列内にスペースを作るか、あるいは非抜歯による歯列拡大によって、歯をきれいに並べることに専念してきました。

この方法は、これまでに多くの素晴らしい結果を残してきた半面、重大な問題を生じることも少なくありませんでした。それは、歯列と下顎骨の3次元的位置に対する評価がなされていないという点にあります。

歯は、上顎骨と下顎骨にそれぞれ存在し、下顎骨が上下に動くことで上下の歯が咬み合います。上顎骨は脳頭蓋と一体になっており、成長期を過ぎれば基本的に不動です。下顎骨は、耳の前方約1㎝のところにある顎関節を介して脳頭蓋にぶら下がっています。下顎を閉じていくと、最終的には上下の歯が当たって止まることになります。

ところが、上下の歯並びに問題があると、下顎を閉じた際に特定の歯が邪魔をして真っ直ぐ咬めないため、下顎をずらして咬まざるを得なくなるのです。この一連の動作は無意識のうちに行われ、下顎は前後・左右いずれの方向にも複雑にずれを起こしてしまいます。この下顎のずれが、様々な体調不良の原因となっていることがわかってきました。それは、主に次の三つの理由によると私は考えています。

(1)習慣的にずれて咬むため、咀嚼筋や連動する頭頸部筋の過緊張をきたし、血行不良が起こる。

(2)下顎骨の3次元的位置のずれにより、頭部重心バランスが崩れ、脊柱が歪み、脊髄が圧迫される。

(3)下顎のずれによる身体的・構造的ストレスが、自律神経のバランスを乱す。

全人的矯正治療では、これらをふまえ、下顎の3次元的位置を正して歯列を整えていくという着想と方法において、従来の矯正治療とは決定的に異なるのです。

②歯列矯正は「諸刃の剣」

歯列矯正は、歯をダイナミックに動かし、乱れた歯列と咬み合わせを整えていく治療です。現在の歯列矯正の装置は、高度にシステム化されているため、歯にブラケットを正しく装着すれば、どの歯科医師が治療をしてもそれなりに歯はきれいに並びます。しかしながら、歯を動かして正しい咬み合わせを作るのは実に難しいといえます。それは次の二つの理由によります。

(1)歯が絶えず動いていくので、咬み合わせが刻一刻と変化する。

(2)歯を動かすと、咬み合わせの変化によって下顎の3次元的位置にも変化を生じる。

つまり、歯列矯正は揺れるボートの上で積み木をするようなものなのです。当院には、歯列矯正を受けてから体調が悪くなったので診て欲しいと訴えて来院する患者さんが少なくありません。それらのケースに共通するのは、咬み合わせがしっかりと咬んでいないということです。

これは、きれいに歯が並んでいれば大丈夫ということでは決してありません。例え歯がきれいに並んでいたとしても、よく咬めないと訴える患者さんは実際に多くいます。そのような患者さんは、咬み合わせや下顎の3次元的位置にずれがあります。

逆に、歯並びが悪くても、咬み合わせや下顎の位置にあまりずれがなく、体調にも問題のない人もいます。

したがって、歯列矯正を行うに当たっては、咬み合わせや下顎の位置にずれがある場合にはそれを積極的に正し、元々ずれがないような場合には新たにずれを引き起こさないように細心の注意を払う必要があります。

特に、抜歯を伴う歯列矯正では、歯の移動量が大きく、かつ下顎の3次元的位置が容易に変化するため、綿密な診査・診断と繊細な治療への配慮が不可欠といえるでしょう。

③無理な非抜歯矯正は、歯と咬み合わせをダメにする

最近、歯列矯正では「非抜歯」での治療がもてはやされています。多くの書籍やホームページにおいて、100%非抜歯で治療が出来るような表現がなされているものもあります。これは本当なのでしょうか？

ちなみに、矯正専門医で構成される日本臨床矯正歯科医会の会員調査では、抜歯治療率は約60%ということです。

非抜歯で歯列矯正が可能なものは、歯列が狭く歯列の拡大が必要な場合か、あるいは矯正用インプラントを用いて歯列の後方移動が可能な場合に限られます。

無理に非抜歯での治療を行うと、歯は顎の骨を外れて飛び出し、きちんと歯が咬み合わないばかりか、歯茎が下がって歯がしみたり、歯の神経が死んでダメになってしまうこともあります。もちろん、咬み合わせ不良は、様々な体調不良を引き起こします。

実際の例を見てみましょう。写真の患者さんは14歳の中学生で、他院にて拡大床による矯正治療を受けました（写真16～18）。お母様によると、肩・首のコリ、足のむくみ、頭痛や目の疲れなどを訴え、整形外科や産婦人科を転々と受診するも原因がわからず、自律神経の不調と診断され漢方薬を処方されても効果がないということで当院を受診しました。

口腔内を正面から見ると一見歯はきれいに並んでいるように見えますが、正中（真ん中）がずれ、下顎が右側にずれています（矢印）。この原因は、右側の第一大臼歯の交差咬合であり（矢印）、明らかに下顎の無理な歯列拡大によってもたらされたものです。上顎は前突しており、オトガイ（下唇の下部）には、梅干し状の筋の緊張が見られました。レントゲン（写真19）でも第一大臼歯の遠心傾斜が明らかであり、これにより第二大臼歯が正常に萌出出来ず埋伏しているのがわかります。総合的に判断して、このケースは小臼歯の抜歯が避けられないケースであることが明白です。

咬み合わせ不良が明らかでしたので、まずスプリントを用いた咬合治療を行うこととしました。そして、スプリントの調整2回、わずか1か月後には、肩・首のコリ、足のむくみ、頭痛や目の疲れなどの症状が完全に消えてしまいました。最終的には、小臼歯の便宜抜歯を伴う再矯正治療を行い、歯列と咬み合わせの両方を正す必要があります。

この患者さんの場合には、お母様の適切な判断により、体調不良の原因が無理な非抜歯矯正によってもた

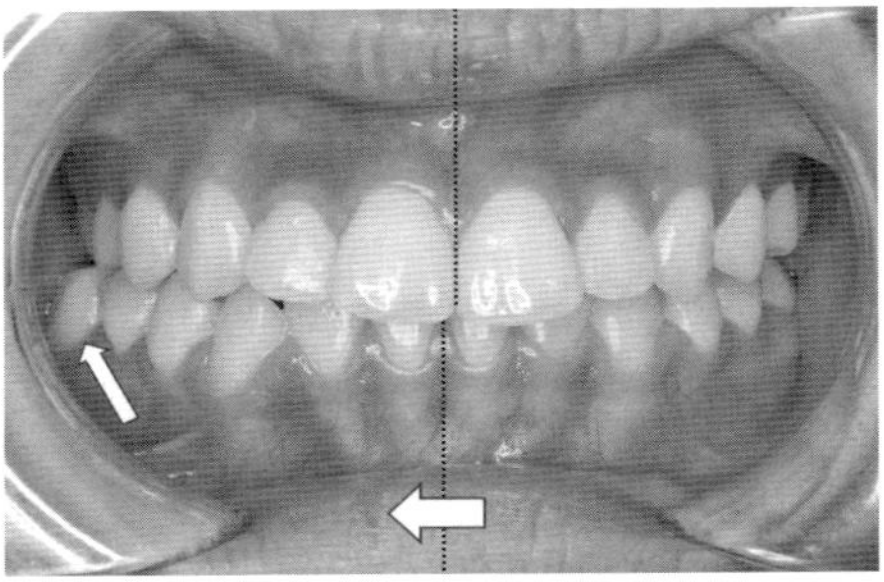

写真 16：某医院で拡大床にて非抜歯矯正治療を受けた 14 歳女性。一見歯はきれいに並んでいるように見えるが、上下の正中にずれが見られ、下顎が右側（向かって左、矢印の方向）にずれているのがわかる。この原因となっているのは、右側第一大臼歯の交差咬合であった（矢印）

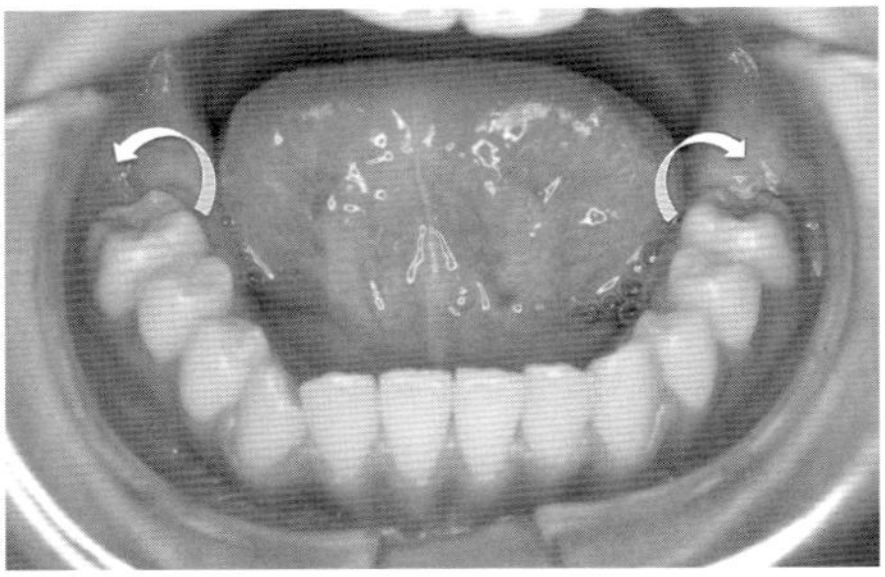

写真 17：下顎歯列
非抜歯で無理に歯列が拡大されたため、第一大臼歯が頬側後方へと傾斜移動されてしまった（矢印）。これでは、上下の歯がしっかりと咬み合うことは出来ない。さらにこの奥の第二大臼歯は、スペース不足のために萌出することが出来ない

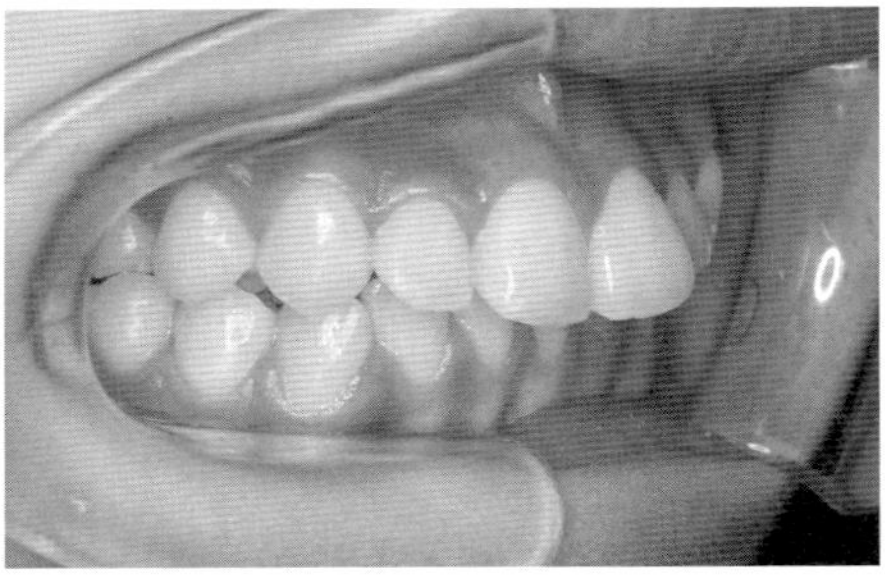

写真 18：側方面観
下顎が劣成長で上顎前突（出っ歯）の傾向を示す。総合的に評価すると、本ケースは抜歯矯正が妥当であると判断された

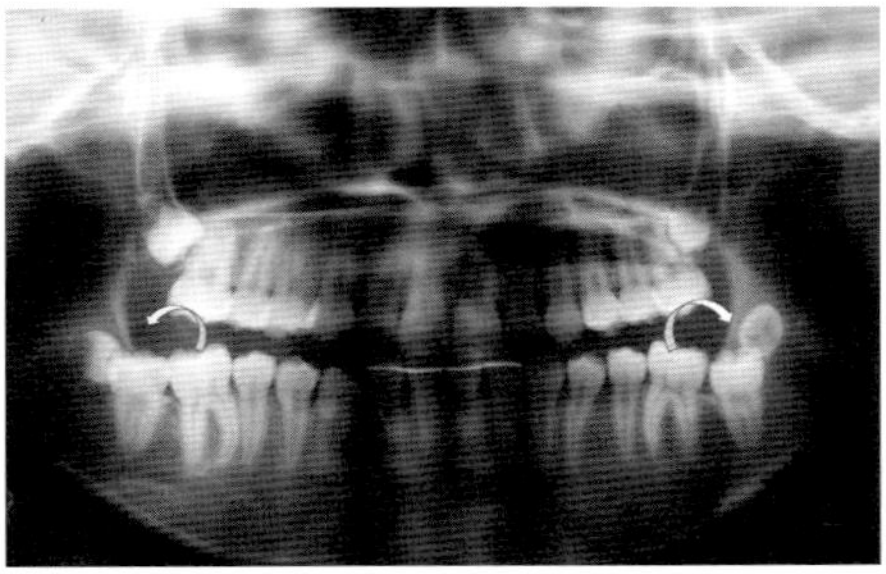

写真 19：レントゲン写真
下顎の第一大臼歯が後方へ傾斜しているのがよくわかる（矢印）。このため、さらに奥にある第二大臼歯と第三大臼歯（親知らず）は萌出することが出来ない

らされた咬合不良であることがわかったわけです。実際には体調不良の原因がわからずに様々な医療機関を転々としている患者さんがたくさんいるのではないかと私は危惧しています。

④誤った抜歯矯正で起こる偶発症

前述した通り、矯正治療における抜歯率はおよそ6割に上ります。これは、多くの方の歯列不正が、歯と顎骨の大きさの不調和に起因しているためです。このため、歯列矯正では通常小臼歯を便宜的に抜歯してスペースを作り、このスペースに歯を動かして歯列と咬み合わせを整えていきます。

小臼歯は、前歯と大臼歯のちょうど中間に位置し、ここにスペースを作ることが、治療の都合上また審美的・機能的な改善のためにも有利な場合が多いため、抜歯対象となる頻度が高いのです。

さて、歯を並べるために、小臼歯を抜歯したスペースに前歯や臼歯を移動させます。このとき、前歯と臼歯をエラスティックチェーンと呼ばれるゴムを掛けて綱引きのように引き合います。通常では、臼歯のほうが歯根の数が多くしっかりと歯槽骨に植立しているため、臼歯を固定源として前歯を後方へ引っ張ります。

歯に力をかけて動かそうとすると、まず歯冠(歯の頭の部分)が動きはじめ、歯根はその場に取り残されます。このような歯の移動を、傾斜移動と呼びます。抜歯矯正では、歯の移動距離が長くなるため、歯の傾斜が起こりやすく、その結果、歯列は垂直的な歪みを生じて小臼歯部は咬まなくなり、前歯部の咬み合わせは深くなります。

また、小臼歯を抜歯して上顎前歯を内側に入れると、前歯が内向きに傾斜して、下顎を後方へ抑え込むようになる傾向があります。下顎が後方へ抑え込まれると、下顎の自由な運動が阻害されて食いしばりやそれに起因する血行不良が起こったり、舌房が狭くなって息苦しくなることがあります。

したがって、抜歯を伴う歯列矯正を受ける場合には、これらのことに十分注意を払う必要があるでしょう。さもなければ、歯列はきれいになっても、思いもよらない体調不良に悩まされることになるかもしれません。

では、実際の治療例を提示します。写真20、21の患者さんは16歳の高校生で、他院で小臼歯を４本抜歯して矯正治療を受けました。お母様によると、咬んでいると頭が痛くなると訴えるため、咬み合わせに問題がないかを相談に来院されました。患者さんは頭痛以外にも、顎の痛み、肩コリを訴えていました。

口腔内を見てみると、一見歯はきれいに並んでいるように見えます。しかしながら、前歯の被蓋（上下の重なり）が深く、ディープバイト（過蓋咬合）を呈しており、下顎前歯は上顎前歯に隠れてほとんど見えません。さらに、側方から見てみると、上顎前歯が内側に傾斜し、下顎の歯列を抑え込んでいるのがわかります。体調不良の原因は、明らかに咬み合わせにあると診断し、再矯正治療を行うこととしました。

まず、矯正治療に先立って、下顎のずれを３次元的に修正し、体調不良を改善するために、下顎にスプリントを用いた咬合治療を行いました。スプリントを装着し、わずか２か月でかなりの症状の改善を認めたため、上顎から矯正治療を開始することにしました。

スプリントによる治療を開始して６か月後には、頭痛、顎の痛み、肩コリ等の体調不良はほとんどなくなりました。顎のずれを補正し、３次元的に正しいところで咬めるようになると、このように咬み合わせを原因とした体調不良のほとんどは改善します。

その後、スプリントを上顎に装着しなおし、下顎の歯に

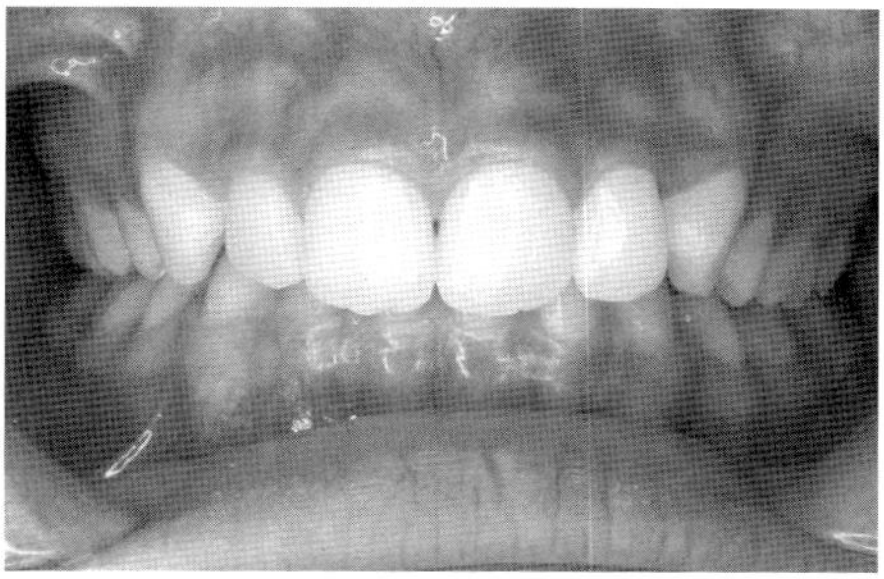

写真 20：治療前、正面観
歯並びは良さそうに見えるが、下顎の前歯がほとんど見えず、前歯部の被蓋（上下の重なり）が深いのがわかる。このような咬み合わせを過蓋咬合と呼び、頭痛持ちの人が非常に多い

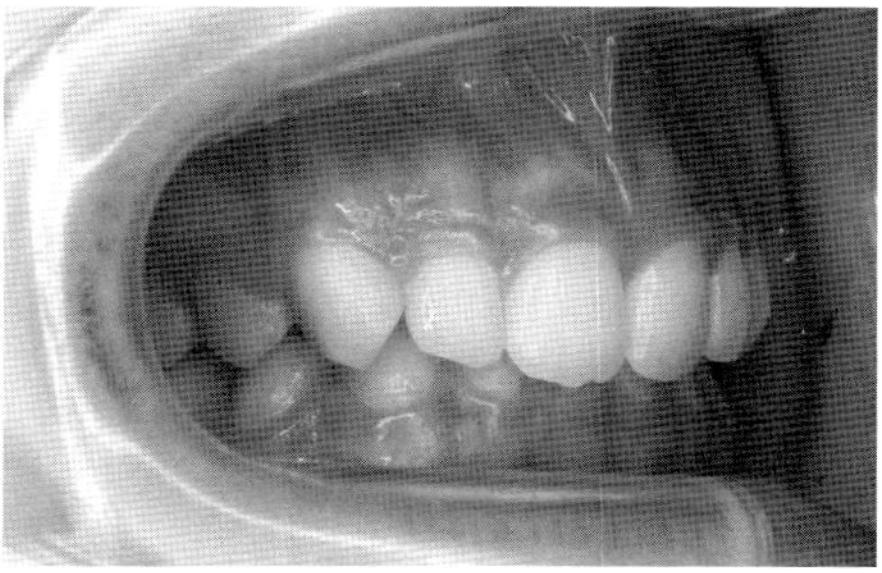

写真 21：治療前、側方面観
上顎前歯は内側に強く傾斜し、下顎前歯を抑え込むような咬み合わせになっている。下顎が後方へ抑え込まれることで、気道が狭くなって酸素不足となり、頭痛が高頻度に見られる。また、顎関節が圧迫されることで、顎関節症を発症する人も多い

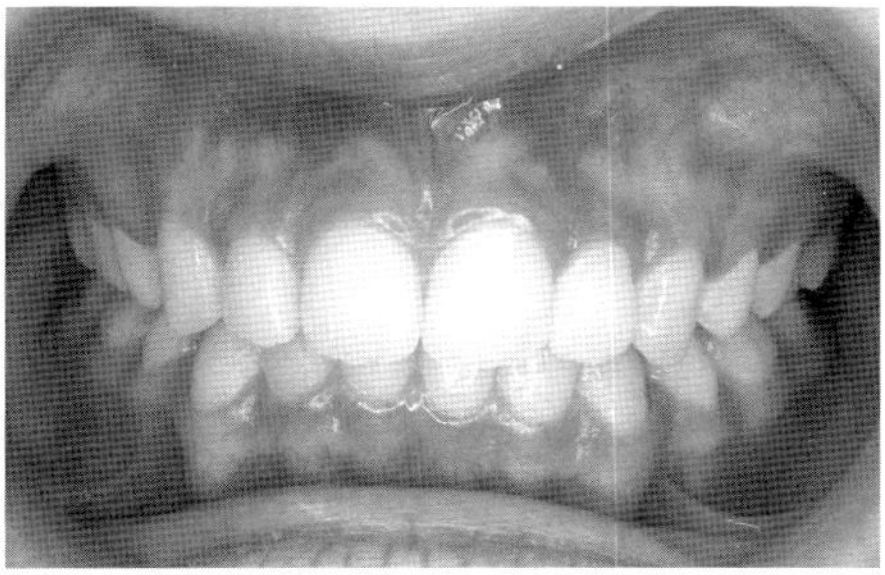

写真 22：治療後、正面観
上顎前歯の挙上と下顎歯列の平坦化により、過蓋咬合が改善された。下顎の規制が外れ、あらゆる方向へスムーズに動かすことが出来るようになった

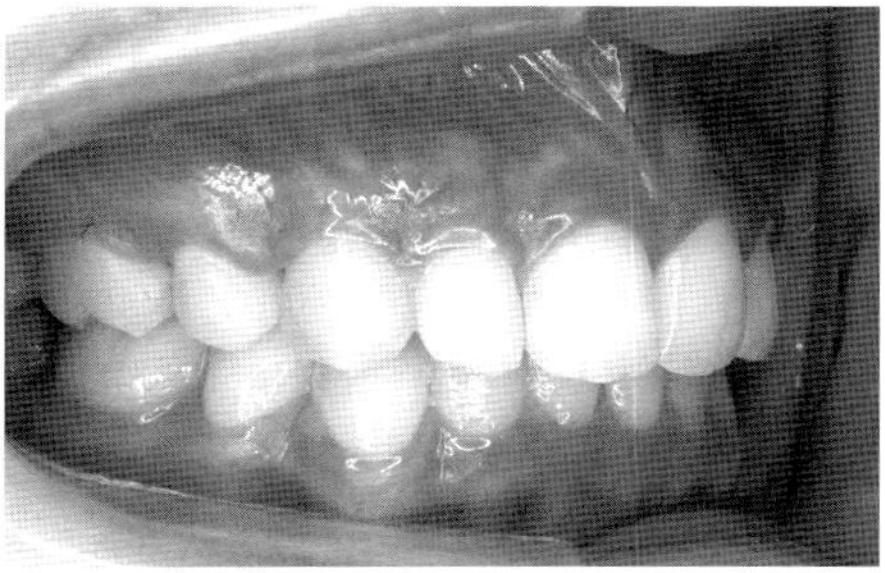

写真 23：治療後、側方面観
過蓋咬合が改善されたことで、後方に抑え込まれていた下顎が前方に移動し、上下の歯が理想的に咬み合うようになった。術前にあった頭痛、顎の痛み、肩コリは完全に消失した

もブラケットを装着して下顎の歯並びを整えていきます。

治療後は、上下の前歯の咬み合わせが浅くなり、上顎前歯の内側への傾斜も改善しました。これにより、上顎前歯によって後方へ抑え込まれていた下顎が前方に出て、舌房が広がり、さらには気道も広がったと考えられます。悩まされていた頭痛や顎の痛み、肩コリ等は完全になくなりました。

この例のように、誤った抜歯矯正では、顎や咬み合わせのずれ、舌房の狭窄等によって体調不良をきたすことがあるので、治療にあたっては十分な配慮が必要になります。

⑤インプラントを用いた絶対的歯列矯正法

歯列矯正の難しさは、上下の歯を3次元的に正しい下顎の位置で並べ、咬み合わせを作っていくことです。なぜ難しいのか？　それは、歯と下顎の両方が動くからです。上下の歯がそれぞれきれいに並んでも、下顎がずれたところで咬み合っていては、食事が思うように出来ないばかりか、体の重心バランスは崩れ、咬むたびに筋肉が疲労を起こして体調が悪くなります。

従来の歯列矯正では、歯と歯同士をゴムやコイルで引き合ったり押し合ったりすることで歯を動かすことしか出来ませんでした。この方法でも問題なく治療できるケースは多々ありますが、歯はあくまでも顎骨に対して相対的な位置にしか動かせません。それは、歯を固定源にして他の歯を動かそうとするために反作用の力が避けられず、一方の歯を動かそうとするとき、他方の歯も必ず動いてしまうからです。これでは相対的位置にしか歯は動きません。私は、これを相対的歯列矯正法と呼んでいます。

もし、固定源が歯ではなく、全く動かない不動のものであれば、反作用の力を受けずに、思い通りのところへ確実に歯を動かすことが可能になります。そこで威力を発揮するのが矯正用インプラントの応用です。

チタンで出来たインプラントを顎骨に留め、固定源として利用することで、歯を顎骨に対する絶対的位置に動かすことが可能となるのです。これを、相対的歯列矯正法に対して絶対的歯列矯正法と呼んでいます。

矯正用インプラントを利用することで、従来難しかった歯の移動や治療期間の短縮も可能となってきました。また、顎間ゴムやヘッドギア等の顎外固定装置を使用しなければならない患者さんの負担を大幅に減らすことも可能になりました。歯を顎骨の絶対的位置に動かせるようになったことで、下顎の3次元的に正しい位置で咬み合わせを作ることが可能になったともいえるでしょう。

⑥歯科の中に医科を、医科の中に歯科を

咬み合わせに問題を抱えた成人患者さんの中には、咬み合わせが狂ったことで頭蓋骨に歪みが生じたと訴える人がいます。常識的に考えれば、成人では頭蓋の骨縫合は完全に癒合しており、そのようなことを裏付けるデータや科学的根拠はありません。ややもすると、「気のせい」などと言われてしまいます。でも、それを否定するような根拠もまたないのです。

科学的根拠とは、医学・歯科医学にとって最大の関心事ですが、患者さんにとって最も重要なのは、いかに苦悩から解放されるかということでしょう。病気や身体症状はまだまだ未解明な部分が多く、科学も万能ではありません。全ての医療行為の基本となるのは、まず患者さんの訴えの全てを受け入れることです。そして、全ての可能性を否定せず、自身の知識の限界を

知りそれを認めることで、新たな視界が開けてくるのだと思います。

人体の微細な変化は、レントゲンや血液検査などで全てが解明できるものではありません。ただ言えるのは、物事には必ず原因と結果があり、原因のない結果はあり得ないという事実だけです。

医科においては、咬み合わせ異常やそれに起因する体調不良について、あまり深刻なことと捉えられてはいません。それを治さなくても、命に別条がないと思われるからでしょう。しかしながら、当の患者さんにとって改善することのない体調不良は、ＱＯＬを著しく低下させ、時には普通の日常生活を送ることもままならないほどの症状を訴えることもあります。

そもそも、歯科と医科を、歯と全身を切り離して考えることに無理があります。例え専門分化したとしても、歯やそれに関連する器官や機能と全身は常に一つであり、精神とも繋がりがあることを軽視できません。

私は、患者さんの感じている主観的症状は、根本的には正しいと考えています。ただ、その原因がわからない場合も多々あります。わからないものを否定するのではなく、全ての可能性を排除せず、常識を疑い、謙虚な態度で本質を見つめることこそが科学そのものであり、原因の究明には重要ではないかと考えています。

3 体と心が健康になる歯列育成の秘訣

①咬み合わせと下顎位は表裏一体

下顎は顎関節を介して脳頭蓋から吊り下がっており、咬んだときに下顎の位置を最終的に決定づけるのは上下の歯の当たり、つまり咬み合わせです。下顎は頭部の重心に影響を与えており、下顎が3次元的なずれを起こして頭部の重心がずれると、身体は重心バランスをとるために歪みます。これが頭の傾きや肩、骨盤の高さの左右差、手足の長さの左右差、さらには脊柱の歪みとして表れます。姿勢の歪みは血行不良の原因となって筋肉のコリを引き起こします。また、脊柱からは脊髄神経や自律神経が伸びており、脊柱の歪みはこれらの神経伝達を阻害し、様々な体調不良の引き金になる可能性があります。

ところで、咬み合わせにずれがあっても、何ら体調不良を訴えない人もいます。しかし、その一方でわずかな咬み合わせのずれに敏感に反応し、多種多様な体調不良を訴える患者さんも少なからず存在します。咬み合わせや下顎のずれが大きいほど体調不良も大きいかというと、必ずしもそうではなく、かなりの個人差があります。

下顎は、たった一本の歯の咬み合わせ不良でもずれを生じ、咬み合わせが邪魔で高い場合はもちろんのこと、低い場合にもずれを生じます。歯列不正や虫歯、歯周病、歯の欠損、不良治療などによっても同様に下顎のずれが起こります。つまり、いかなる不正な咬み合わせの当たりも、無意識のうちに安定して咬める位置に下顎をずらして咬んでしまうのです。これが、咬み合わせ不良をより難解なものにしているのです。

ＣＴやＭＲＩ、血液検査など、様々な検査をしても体調不良の原因がわからないことは多々あります。そのような場合、咬み合わせに原因がないか疑ってみる必要もあるでしょう。

②歯列弓を安易に狭くしてはいけない

歯が馬蹄形（Ｕ字型）に並んでいる形態全体を指して歯列弓と呼びます。歯並びの悪い人の多くは、この歯列弓が狭窄しています。これは、歯の大きさに対して顎が小さいために起こります。反対に、顎が大きかったり、歯が小さかったり、あるいは歯の数が足りなかったりすると、歯列には空隙が生じます。歯列矯正でこの空隙を閉じると、歯列は必ず狭く（小さく）なります。

歯列矯正では、歯をきちんと正しく並べるために、歯列の中にスペースを作る必要があります。このため、歯を便宜的に抜歯したり、あるいは歯列全体を広げたりします（歯列拡大）。原則的に、顎の大きさに対して狭い歯列は拡大して広げ、歯の大きさに対して広すぎる歯列は小さくするのが歯列矯正の基本です。

ところで、歯列の内側には舌があり、歯列弓を小さくすると、舌房（舌の部屋）も狭くなります。通常、安静時には、舌は上顎の口蓋（天井）に接しています。ところが、矯正治療で適正な歯列弓よりも狭くし過ぎると、舌の大きさに対して舌房が狭くなり、舌の置き場がなくなります。すると、舌は行き場を失い、喉の奥のほうへ下がらざるを得なくなります。これを「低位舌」と呼んでいます。

低位舌になると、気道が塞がれて狭くなり、十分な酸素を体に取り込むことが出来なくなります。とりわけ、脳の酸素不足は症状として現れやすく、頭痛やめまいをはじめ、疲労感、集中力の欠如、記憶力の低下など多くの不調をきたします。また、低位舌は気道の圧迫によって口呼吸を誘発しやすく、虫歯や歯周病、ドライマウス、睡眠時無呼吸症（ＳＡＳ）なども発症しやすいため注意が必要です。

話を歯列矯正に戻します。矯正治療では、歯並びが凸凹だったり、出っ歯だったりする場合、高頻度に小臼歯の抜歯を行って治療をします。抜歯矯正では、歯数が減るため、一般的に歯列弓は狭くなります。このとき、歯列弓が必要以上に狭くなることを防ぎ、舌房が狭くなり過ぎないように十分配慮することが健康上重要です。

仮に、抜歯矯正後、舌房の狭さからくる慢性的な頭痛や息苦しさを感じる場合には、再矯正によって歯列弓の拡大を図ったり、スプリントを用いた舌房の確保および咬み合わせの安定を図ることで、症状の改善が期待できるでしょう。

③舌の挙上が舌房を広くし、歯列を整える

舌には、実に多くの重要な機能が備わっています。咀嚼時には、食塊を歯の上に移動させて細かく粉砕し、これらを前後左右や、歯列の外側から内側へと移動させ、唾液と食塊を混ぜ合わせて消化の手助けをします。嚥下時には、粉砕した食塊を集めて、咽頭のほうへと運びます。

また、舌には味蕾（みらい）と呼ばれる味覚のセン

サーが多数存在し、甘味・酸味・塩味・苦味など、口腔内のほとんどの味覚を司っています。構音に関しても舌は大きな役割を果たしており、その位置や形態、運動を変化させることで、多彩な音を作り出しています。これらは、いずれも機能的な役割として重要ですが、実はこれら以外に解剖学的にも大切な役割が存在します。

前にも述べた通り、安静時において、舌は口蓋（上顎の天井）に接した状態を保っています。ところが、低位舌の人は、嚥下時でも舌先が口蓋に達せず、下顎前歯を裏側から押してしまいます。

一方、舌が正しく挙上された位置にポジショニングして機能すると、口蓋部が適度に刺激され、上顎骨の前方および左右への発育が促されて歯列が広がります。同時に、適切な舌の挙上に伴う舌圧によって、下顎歯列が舌側（内側）から支えられ、臼歯の舌側への倒れ込みを防ぎます。

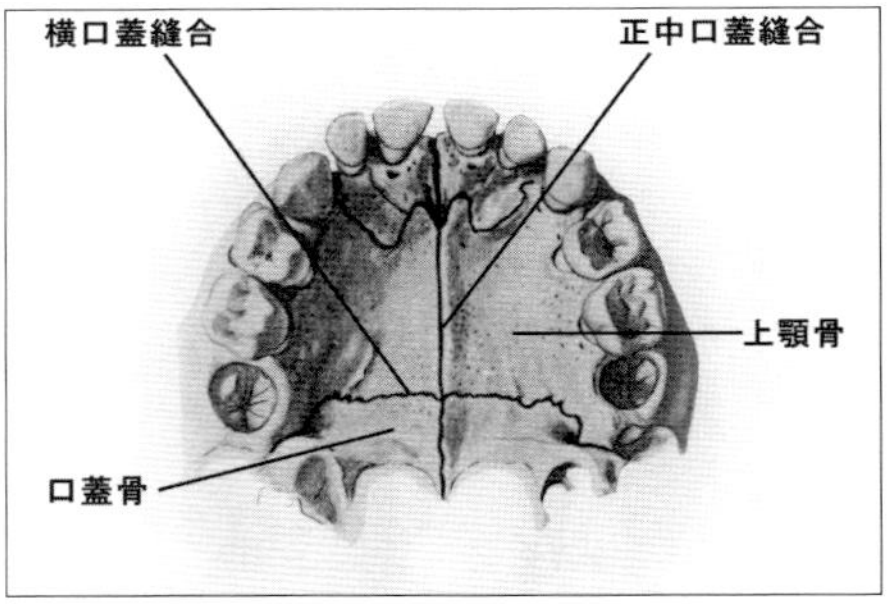

図1：上顎の口蓋（天井）部分は、左右の上顎骨が正中口蓋縫合で互いに癒合してできている。この部分に舌の機能圧が加わることで、上顎骨は前方および側方に成長し、歯の並ぶスペースが確保される
（E. Lloyd DuBrul 著「口腔解剖学」医歯薬出版より引用）

話は変わりますが、赤ん坊がまず生まれてすぐにすることは何でしょうか？ それは、命をつなぐためにお母さんのおっぱいを一所懸命に吸うことです。栄養の確保を目的としたこの哺乳に、実は舌が大きな役割を果たしており、その機能の発達が歯列や顎骨の形態的発育にも影響を与えていきます。

赤ん坊は、哺乳をするとき、お母さんの乳首を口蓋中央の吸啜窩という窪みに密着させ、舌先から舌背にかけて強くしごくようにして母乳を搾り出します。口蓋は、もともと左右に分かれている上顎骨と口蓋骨によって構成されており、これらが真ん中で互いに接合しています（図1）。この接合部を正中口蓋縫合と呼んでいます。一連の吸啜反射による舌の口蓋への押し付けは、正中口蓋縫合部を強く刺激して骨成長を促し、口蓋を前方および左右へと押し広げるものと考えられます。口蓋が左右に十分広がらないと、乳歯は隙間がない状態で生え揃うことになります。将来、乳歯よりも一回り大きな永久歯がきちんと萌出するためには、通常乳歯列に隙間が必要です。そのためには、口蓋の左右への拡大・成長が必要不可欠なのです。

これに対し、ミルクの出が良すぎる哺乳瓶での授乳は、舌の筋肉の発達を阻害し、口蓋を左右に押し広げる作用が減弱するものと考えられます。したがって、舌の機能のみならず、顎骨の発育や正しい歯列の育成の観点からも、ぜひ母乳での授乳をお勧めします。

④咬み合わせ不良が治ると、血行不良が改善する

咬み合わせが正しくないと、顎をずらしたところで咬むことが習慣化したり、食いしばりや歯軋りの原因となります。これらのことは、いずれも咀嚼筋やそれらと連動する頭頸部の筋肉の慢性的な過緊張をもたらします。

みなさんよくご存じのように、筋肉の慢性的な過緊張は血行不良を引き起こし、筋肉にコリの症状を引き起こします。デスクワークが多い人やパソコンを長時間使う人の中には、慢性的な肩コリや首コリ、腰痛などを抱える人が少なくありません。この症状も無理な

姿勢を長時間続けているために起こる筋肉の血行不良によるものです。これと同じことが咬み合わせ不良でも起こります。

では、正しい咬み合わせとはどのようなものでしょう。次に、正しい咬み合わせについて簡潔に記します。

●立位あるいは座位において、下顎をリラックスした状態で咬んだとき、全ての歯が同時に均等に当たる。

●前歯が強く当たらない。

●下顎をゆっくりと左右にずらしたとき、上下の犬歯同士が左右均等に当たって滑走し、奥歯や前歯が当たらない。

●下顎を前方にずらしたとき、上下の前歯だけがそれぞれ均等に当たって滑走し、他の歯は当たらない。

●下顎があらゆる方向にスムーズに動く。

●顎の開閉口時、顎の痛みや音、開けにくさなどがない。

少なくとも、これらのことを満たしていれば、咬み合わせに大きな不具合はないとみてよいでしょう。

また、咬み合わせ不良によって起こる下顎の3次元的位置のずれは、体の重心バランスを狂わせて脊柱の歪みを生じさせます。脊柱の歪みは姿勢の歪みに直結します。無理な姿勢を常に強いられれば、やはり各所の筋肉は過緊張を起こして血行不良が生じ、その影響は全身へと及びます。血行不良は筋肉のコリに留まらず、全身の組織・臓器への酸素や栄養素の不足、老廃物や疲労物質の停滞を引き起こして、新陳代謝の低下、免疫の低下、冷え、頭痛、倦怠感など様々な不調の原因となります。悪い咬み合わせが正しくなると、余計な筋肉の過緊張がなくなるとともに、体の重心バランスが整って姿勢の歪みも改善します。これにより、頭頸部を中心とした血行不良が改善し、健康へと導かれるのです。

⑤態癖（悪いくせ）は早期の改善が望ましい

咬み合わせは、上顎と下顎の二つの歯列で構成されているため、上下いずれかに歯列不正があると、咬み合わせ不良が惹起されることになります。

顎偏位（顎のずれ）には、上顎に原因があるもの、下顎に原因があるもの、その両方の3パターンがあります。上顎は脳頭蓋と癒合して一体をなしているため、成長期以降大きく変化することはまずありません。一方、下顎は頭蓋骨の中で唯一可動性がある骨で、脳頭蓋から吊り下がっており、歯の咬み合わせや顎関節の形態変化によって容易にずれを生じます。

上顎骨は、上顔面において、鼻骨・涙骨・篩骨・口蓋骨・頬骨・鋤骨などと互いに縫合で癒合する鼻上顎複合体を構成しており、これらの縫合部での骨添加によって鼻上顎複合体が前下方に成長することが知られています。成長期、特に幼児期から学童期における偏咀嚼や非機能的な態癖（日常において無意識に行う習癖）、例えば頬杖や睡眠態癖（横向き寝、うつ伏せ寝）などは、上顎骨をはじめとした鼻上顎複合体の成長発育に多大な影響を及ぼし、形態的な歪みを生じさせることが考えられます。

また、上顎と下顎では、その成長発育の時期にタイムラグがあります。上顎は脳頭蓋に近く、神経系の発育に似た成長を示します。子供の頭が体に対して大きいのもこのためです。上顎骨は、およそ10歳頃には、すでに成人の90％ほどの大きさにまで達します。これに対し、下顎は一般型に近い成長発育を示し、少し遅れて進行します（図2）。通常、下顎の歯列は、歯の大きさや形態、顎関節の構造などにより、上顎の歯列に対して内側に並ぶようになっています。

しかし、上顎骨の発育が悪いと、相対的に下顎歯列

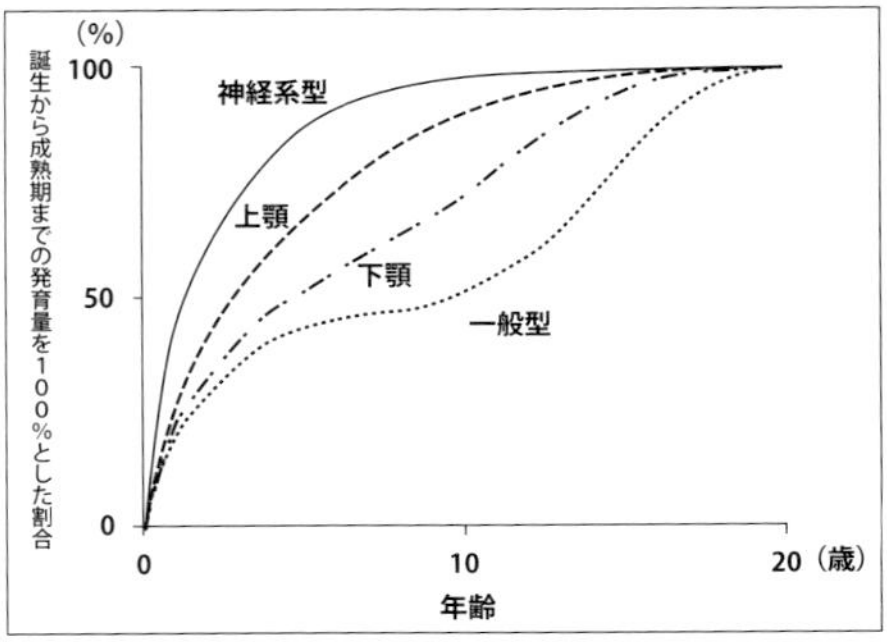

図２：スキャモンの発育曲線
上顎骨は神経系に近い成長発育を示し、成長スピードが早い。一方、下顎骨は一般型に近い成長発育を示し、上顎に比較しゆっくりと成長する

が前方に出てしまったり、上顎の歯列が狭窄したりして、反対咬合や交叉咬合を生じたり、あるいは下顎臼歯が舌側（内側）に倒れて咬み合わせが低くなったり、下顎が後方へずれる原因にもなります。このようなことからも、より成長期の早い段階で完成形に近づく上顎骨の成長発育は重要といえます。また、上顎骨が3次元的位置のずれを抱えたまま成長してしまうと、上顎骨は顔面頭蓋と一体となっているために治療が困難であり、さらには上下の歯の咬み合わせによって下顎のずれも惹起します。

例えば、上顎骨が右上方へねじれているとします。すると当然上顎歯列も右上方へのずれを生じます。このような人は、上顔面の前後径にも左右差を生じます。外耳道（耳の穴）の高さや前後的位置が左右で大きく異なり、右目が小さく、右側の口角が上がり、下顎も右側にずれて顔貌が歪みます。頭部重心バランスのずれは、姿勢に歪みを生じさせ、全身の問題へと発展していきます。

態癖を早期に改善することで、上顎の3次元的歪みを防止することは、下顎のずれ、ひいては全身の歪みを予防する上で、非常に重要な要素といえるでしょう。

⑥歯列不正を予防するための要点

歯列不正の原因は、主に遺伝・先天的なものと後天的なものに分かれます。遺伝や先天的な歯列不正を防ぐことはできませんが、後天的ないくつかの要因を防ぐことは可能です。

その大きなカギは次の三つにあります。

(1)虫歯や歯周病の予防

虫歯になると、歯が溶けたり、抜歯となって歯列に隙間が生じます。歯は、隙間を埋めるように動く性質があるため、虫歯になると歯並びや咬み合わせに問題を生じるようになります。また歯周病では、歯根を支える歯槽骨が溶けるため、歯がぐらついて動きやすく、やはり歯並びが悪くなります。この二大歯科疾患を防ぐことは、歯並びの観点からも重要といえます。

(2)指しゃぶりなどの悪習癖の是正

知らず知らず、歯並びを悪くする習癖や習慣を持つ人がいます。指しゃぶりはその典型で、大きくなっても指しゃぶりの癖が残っていると、上顎前突や開咬になることがあります。それ以外にも咬爪癖、咬唇癖、咬舌癖、舌突出癖、異常嚥下癖、口呼吸など様々な悪習癖によっても歯列不正は起こります。したがって、このような習癖がないか注意深く観察し、悪習癖が見られる場合には、これらの是正や筋機能訓練などを行う必要があります。

また、姿勢の歪みは咬み合わせのずれを引き起こします。最近ではパソコンやスマートホンの普及によって猫背の人が増えています。咬み合わせは頭位によっても強く影響を受け、頭位を前傾、後傾させるだけで咬む位置が大きく変わります。猫背の人は、首や肩のコリを訴える人がとても多いですが、咬み合わせへの悪影響も少なくありません。同様に、常に決まった側で足を組んだり、頬杖をついたり、あるいはショルダーバッグを掛けたりすることも、姿勢を歪ませ咬み合わせをずらす可能性があります。長時間悪い姿勢をとらないように心掛け、ぜひ、美しい姿勢を維持するよう意識しましょう。

(3)食生活を中心とした正しい生活習慣の習得

日本人の顎骨の退化と歯列不正は、密接に関係していると私は考えています。古代人と現代人の下顎骨の骨格標本を比較してみると、現代人では顎骨全体の大きさはあまり変わらないものの、その形態や厚みに大きな変化が見られます（写真24）。

顎骨の退化傾向は、知能を有する私たちの宿命であったと考えられます。時代の変遷とともに環境が変化し、同時に知能および技術が発達したことで調理方法が発展し、食物は軟らかいものへと変化してきました。これにより、強い咬合力は必要なくなり、咀嚼回数や咀嚼時間は大幅に減少し、咀嚼器官の退化が進んだと考えられます。特に戦後の食生活の変化は顕著で、加工食品の増加、食の商業化に伴い、日本の伝統的な食文化は大きく様変わりしました。

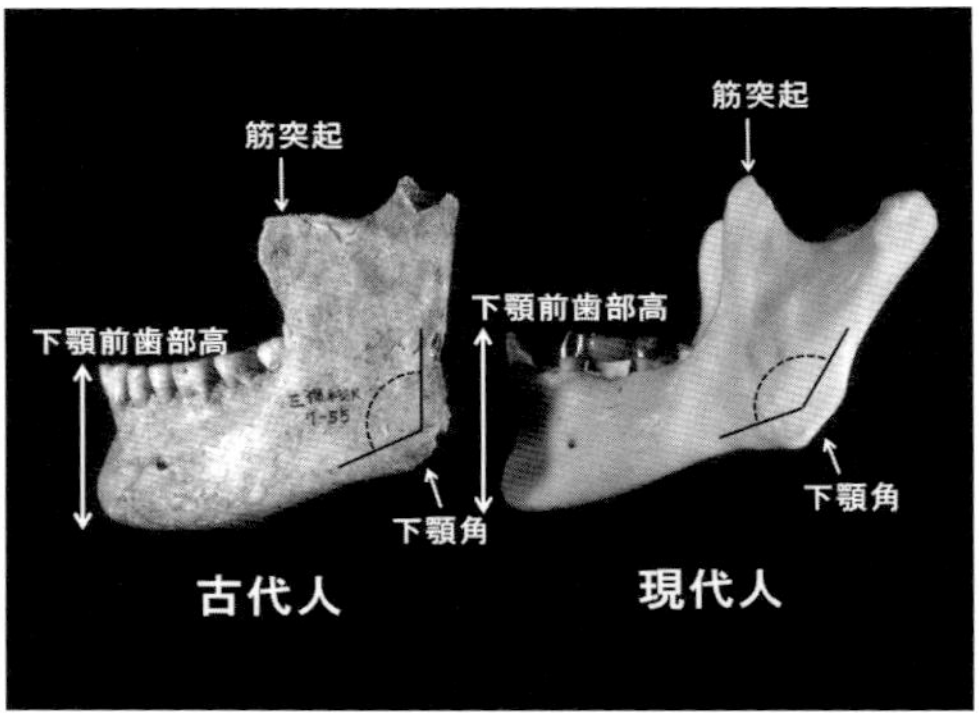

写真 24：古代人と現代人の下顎骨の比較
現代人の下顎角は鈍角化しており、筋突起が細く弱体化し、下顎前歯部の高さは高くなっている。下顎骨は全体的に華奢になっていて、歯の咬耗もあまり見られない。咀嚼機能の低下が、形態的変化をもたらしたものと考えられる

下顎骨の形態的変化の特徴は、下顎角の鈍角化、関節突起の弱小化、下顎前歯部高の増加などが挙げられます。この原因は、軟食化によって大きな咀嚼力が必要ではなくなったことにあります。とりわけ、下顎角

部に付着する強大な閉口筋の一つである咬筋の発達が弱まったことで、下顎枝の退化が起こり、華奢な下顎骨と面長な顔つきになったと考えられます。

また、前述した通り、上顎は元々は左右二つの骨で構成されており、食べ物をよく磨り潰すように咬むグラインディング咀嚼によって、上顎の幅径が広がることが示唆されています。あまり磨り潰さずに縦に咬むチョッピング咀嚼では、上顎は左右に十分広がらず、歯の萌出スペースの不足がより起こりやすいといえます。

上顎の成長発育は早く、小児期の咀嚼習慣が上顎の発育に大きく関与していると考えられます。上顎の劣成長は、下顎との相対的不調和をもたらし、反対咬合や臼歯部の交差咬合、叢生（クラウディング）等の原因になります。

このようなことからも、歯列不正はもとより、健全な咀嚼器官・機能の育成のために、ぜひ咬み応えのある食事を習慣にしていただきたいと思います。

⑦海外の調査からわかった生活習慣と環境が心身に与える影響

私たちの全人歯科医学研究所では、海外における伝統民族の調査・研究を過去に何度も行ってきました。ケニアのマサイ族やモンゴルの遊牧民、ブータンの農村などで調査を重ね、そこで生活する人々の生活習慣や環境、姿勢や顔貌の歪み、視力や咬合力、下顎角、口腔内の様子などを記録にとり、研究を重ねてきました（写真25）。

海外での調査では、伝統的な生活を営む民族の調査を行う一方で、観光などで現代文明の影響を強く受けた都市部での調査も同時に行いました。

口腔内の様子をカメラに収め、虫歯や歯周病、歯の欠損、歯列不正、歯の咬耗の有無などを調べ、さらに歯型を採ったりしました。言葉も通じない中、このような調査をするのはかなり苦労したのを覚えています。

しかし、この調査結果は非常に興味深いものでした。いずれの伝統民族においても、虫歯や歯周病はおろか、歯列不正もほとんど見られませんでした。また、歯はかなり咬耗をしており、食材の硬さや咀嚼回数の多さ、咀嚼筋の発達、肉体労働の強度などを推し量ることも出来ました。体格は男女ともにがっしりとしていて、姿勢や顔貌に歪みは全く見られません。下顎角（えら）は直角に近く、男性では咬合力が100kgを超え、視力は2・0をはるかに超えるため計測不能となりました。それでいて、心はとても温和であり、初めて訪れる我々を警戒することもなく我が家へと招き入れ、ご馳走を振る舞ってくれました。

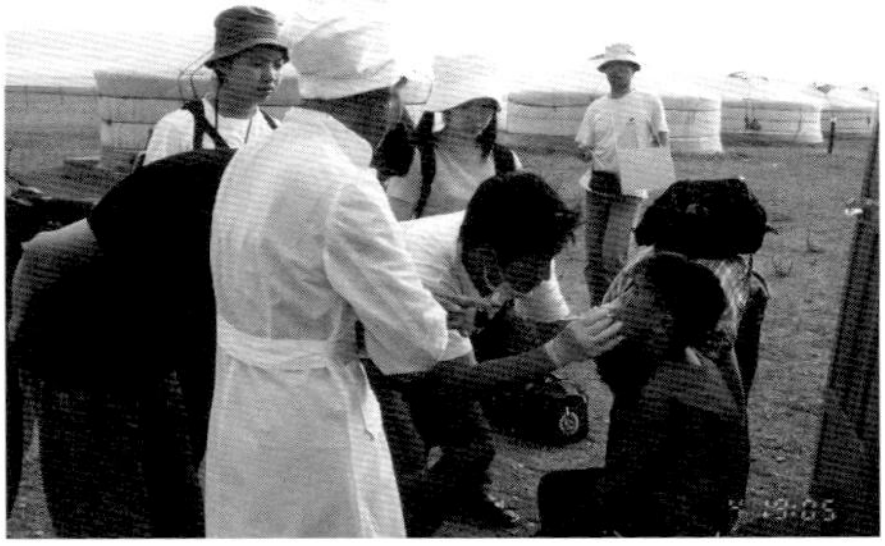
写真25：モンゴル南ゴビの草原で遊牧民の調査を行っている著者。生活習慣や環境が、人間の心身にいかに強い影響を与えるかについて考えるきっかけとなった

雄大な自然の中で、暮らすために必要な動物を飼い、無駄な殺生はせず、季節に合わせた食材で命を繋いでいく様は、時がゆっくりと過ぎているかのように感じました。子供は家の手伝いをして生きる力と心身を養い、その伝統が次の世代へと受け継がれていくのでしょう。

一方で、都市部においては、あらゆるインフラが整備され、食料品店ではまるで日本のスーパーのようにたくさんの加工食品があふれていました。

都市部でも同様な調査をしたところ、虫歯や歯周病が多く、歯肉は赤く腫れ、所々に出血が見られました。歯列不正も多く、虫歯と相まって下顎のずれや顔貌、姿勢の歪みが顕著でした。都市生活のためか、伝統民族と比較すると痩せ型および肥満型の体形の人の割合が高く、視力は悪くて、咬合力や下顎角の角度も小さい値を示しました。

生活習慣や環境の違いによる体格や下顎角、歯の咬耗、顔貌や姿勢の歪みなどの形態的相違は明らかであり、とりわけ食生活の違いによる虫歯や歯周病、さらには遺伝的な要因が大きいといわれる歯列不正までも、その発症に明らかな差が生じることを目の当たりにし、驚きを隠せませんでした。

現代の分子生物学では、獲得性質は遺伝しないというのが定説ですが、現代文明によって似通った退化の傾向を認める都市生活者が再び大自然の中に戻り、その環境の中で子孫を生み育てれば、いずれ伝統民族のような形質を獲得するに違いないでしょう。

アメリカの歯科医師W・A・プライス博士は、世界14種族の先住民の伝統食と近代食が身体に与える影響について詳細に調査し、これを基に著書『食生活と身体の退化』の中で次のように述べています。「衰退の一途をたどっている人間は自分自身を治すことはできないけれども、今や明らかとなった先住民の知恵を活用することによって、進行しつつあるこの衰退に次の世代で歯止めをかけたり、その世代の置かれている状態を大きく改善することはできる。～中略～大自然の支配力に従った形で完全な再調整をするより他に、人類がとるべき道はないように思われる」。

現代文明にどっぷりと浸かり、利便性や快適さを求め過ぎることが、現代の多くの心身の不調、さらには退化へと突き進む原因となることを私たちはもっとよく認識する必要があるのではないでしょうか。

4 正しい矯正治療の実際例を見る

①改善例　23歳女性
典型的なクラウディング改善例

歯列不正の中でも、最も頻度の高いものは、クラウディング（叢生、乱杭歯）です。クラウディングは、歯と顎骨の大きさの不調和によって起こります。この不調和・不一致をディスクレパンシーと呼んでいます。

歯の大きさや形態などの形質は、従来から遺伝的な要素を強く反映すると考えられています。ところが、近年の研究では、時代によって歯の大きさには明らかな変化が見られ、縄文時代から弥生時代にかけて大型化が進み、室町時代に向かって最小となった後、現代へと徐々に大型化が進行しています。

特に近年においては、戦前戦後の時期を挟んで明らかな歯の大型化が認められています。この原因は食生活の大幅な高栄養化によるものであり、特に高蛋白質、高脂質の食事の影響が大きいと考えられています。

調理器具の発達や加工食品の増加によって軟食化が加速し、顎骨や咀嚼筋などの咀嚼器官の退化が進んだ上に、高栄養化による歯の大型化が生じたことで、クラウディングが増加しているのです。

歯と顎骨の大きさのディスクレパンシーが、不正咬合の発現の大きな要因であることから、歯列矯正では小臼歯を便宜的に抜歯したり、歯列を広げたり（歯列拡大）、歯の隣接面（歯と歯の間）をわずかに削って小さくするストリッピングを行ったりします。

このディスクレパンシーが大きい場合には、歯列拡大やストリッピングでは美しい歯列や側貌、正しい咬み合わせを達成出来ないため、抜歯の適応となります。

では、典型的な症例を見てみましょう（口絵写真㉖〜㉙）。患者さんは23歳の女性で、上下前歯部に強いクラウディングがあり、見た目の悪さが長年コンプレックスになっていました。また、咀嚼時は片側咬みで顔貌の歪みも気になっていましたが、下顎のずれは少なく、幸いにも体調不良はほとんどありませんでした。

歯の大きさが顎骨に対してかなり大きく、特に中切歯〜小臼歯にかけて歯が大きいことが見て取れます。この患者さんの姉妹も同様の歯の形質、歯並びであり、おそらくご両親も歯が大きいことが推察されます。このようなケースは典型的な抜歯ケースであり、無理に非抜歯での治療を行うと、歯は歯槽骨から飛び出し、歯の神経の壊死や歯肉退縮、知覚過敏、さらには咬合不良による体調不良が起こります。また、無理に歯列を広げても、歯列は後戻りを起こして治療前以上に咬み合わせが悪くなる危険があるので注意が必要です。

歯を抜歯して矯正治療をすると、一般的に歯列弓は小さくなります。小さい顎骨のサイズに歯列の大きさを揃えるので、当然といえば当然です。しかしながら、歯列弓の幅径を狭くし過ぎると口腔内の容積が減り、舌房も狭くなります。

歯列弓形態は、横幅が広い順にU字型、放物線型、V字型、瓢箪型（ギター型、鞍状型）などがあります。抜歯をすると、歯列弓の幅径が狭くなってV字型になりやすくなります。

抜歯矯正をした後、口の中が狭く感じたり、息苦しく感じる人がいますが、それは舌の大きさに対して舌房が狭すぎるために起こると考えられます。例え抜歯をして歯列弓を小さくしたとしても、その形態はU字型あるいは放物線型のような、左右に広い形態を保つことが舌の正常な機能を損なわないために極めて重要です。

この患者さんのケースでは、歯と顎骨の大きさのディスクレパンシーや顔貌、舌の大きさ、上下の顎間関係などを診査・診断した結果、上下左右の第一小臼歯を4本抜歯してスペースを作り、歯と顎骨のディスクレパンシーの改善を図ることが妥当であると判断しました。

治療後の口腔内写真を示します（口絵写真㉚～㉝）。治療前にあった前歯の凸凹が改善し、上下の正中もぴったりと一致しています。治療前は、上下の歯と歯の間に隙間があり、歯がしっかりと咬み合っていませんでしたが、治療後は隙間なく緊密に咬み合っているのがわかります。上下の小臼歯を4本抜歯していますが、歯列弓形態は左右対称で広い放物線型を保っており、舌房も十分に確保できています。

このような審美性と機能性を両立する結果は、本症例のように歯と顎骨のディスクレパンシーが大きいケースにおいて、非抜歯では到底達成することはできません。われわれ歯科医師も、歯はなるべく抜歯したくありませんが、最良の結果を導き出すためには抜歯もやむを得ない場合があります。顎骨に対して大き過ぎる歯列は抜歯をして小さくし、小さ過ぎる歯列は拡大して大きくする、これが抜歯に対する基本的な考えです。これから矯正治療を受けようとお考えの方は、ぜひ冷静な判断に基づいて治療法を選択されることをお勧めします。

②改善例　25歳女性
スプリントを用いた機能性反対咬合改善例

反対咬合は、上下の前歯の被蓋（重なり）が逆に咬んでいる歯列不正のことで、「受け口」などとも呼ばれています。反対咬合は、東洋人において比較的発現頻度の高い歯列不正で、機能型と骨格型に大別されます。

機能型とは、上下前歯の異常な咬合接触によって、下顎が前方にずらされてしまうもので、歯の萌出異常が主な原因になっています。これに対し、骨格型とは、下顎骨の過成長や上顎骨の劣成長によって、上下前歯の被蓋が反対になったものを指し、遺伝的な要因が大きな反対咬合です。このため、骨格型反対咬合は、その程度によるものの、治療が非常に難しく長期間を要し、外科矯正が適応となるものも少なくありません。

ここでは、機能性反対咬合について述べていきます。

一般集団における反対咬合の発現頻度はそれほど高いものではなく、厚生労働省による平成23年度の歯科疾患実態調査（12歳～20歳の216人を対象）では2・3％に過ぎません。しかしながら、歯列矯正を希望する患者さんの中においては、反対咬合の占める割合はかなり高く、これが患者さんの審美的、機能的、そして心因的障害の大きさを如実に物語っています。

反対咬合は、多くの機能的障害を引き起こします。前歯が正しく咬み合わないことで、咀嚼障害、発音障害、奥歯の咬合性外傷（歯周病）、顎関節症、舌癖、下顎のずれに伴う体調不良など多岐にわたります。

上下の前歯が咬み合う反対咬合では、歯の萌出位置や傾斜の異常によって、下顎が強制的に前方へとずれることが高頻度に起こります。このような人の多くは、歯が萌出して以来ずっとこの状態で咬んでいるため、この異常に慣れてしまい自覚することはあまりあ

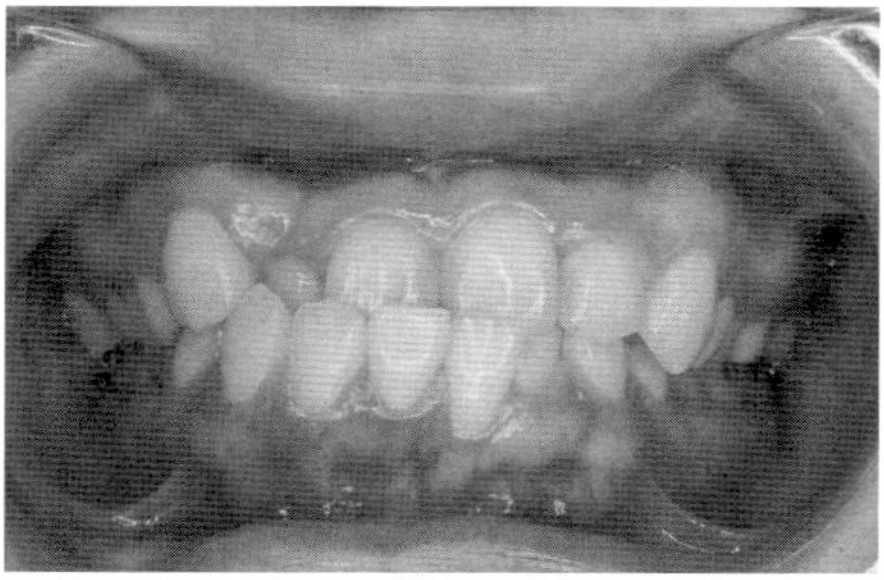

写真 34：治療前、正面観
下顎前歯が上顎前歯の前方にあり、典型的な反対咬合を呈している。審美性の悪さはもちろん、咬み合わせが悪く、咀嚼筋活動の異常により肩コリや首コリ、頭痛などを生じやすい

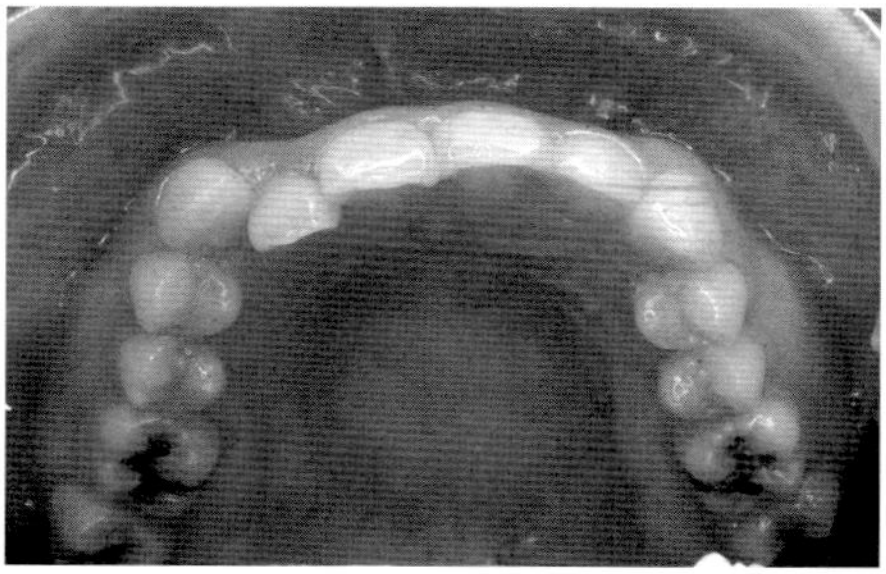

写真 35：治療前、上顎咬合面観
上顎の右側前歯が内側に入り、歯列に歪みを生じているのがわかる

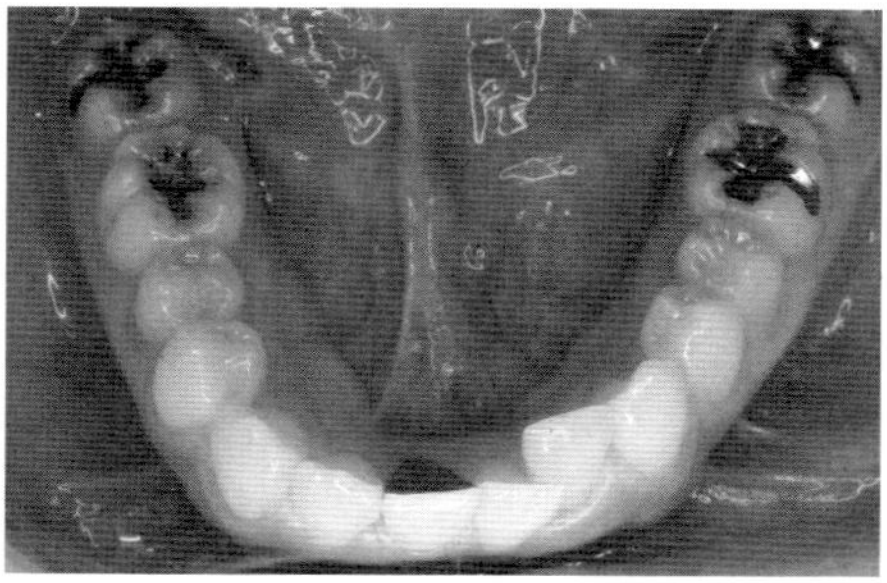

写真 36：治療前、下顎咬合面観
歯列弓が歪み、左右非対称な形態となっている。形態の乱れは、機能にも悪影響を及ぼす

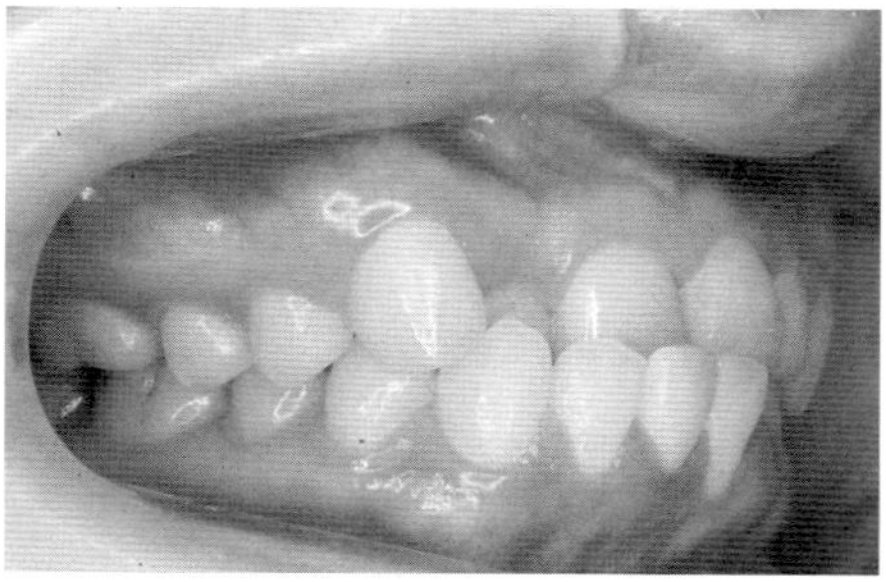

写真 37：治療前、側方面観
下顎を閉じると、前歯が最初に当たり、その後下顎が右前方にずれて咬み込んでいく機能性反対咬合。無意識のうちに邪魔な咬み合わせを避け、下顎をずらして咬むことが習慣となってしまう。これにより、骨格に歪みを生じるようになる

りません。ところが、いざ問診をしてみると、肩コリや首コリ、頭痛などを訴える人がほとんどです。反対咬合は、審美的問題以上に構造的・機能的問題が大きい歯列不正といえます。

では、実際の症例を見てみましょう（写真34〜37）。患者さんは25歳の女性で前歯部の審美不良と咬み合わせ異常を訴えて来院しました。上顎前歯が内側に、そして下顎前歯は前方に傾斜し、上下前歯が4歯にわたり反対となった典型的な機能性反対咬合でした。上下顎とも歯列は左右非対称で大きな歪みがあり、顔貌は右側に向かって歪んでいました。この症例では、下顎が頭蓋に対して正しい3次元的位置に咬んでいくと、まず前歯が当たって下顎運動の邪魔をし、下顎が右前方にずれながら咬み込んでいきます。本来なら、奥歯が左右同時に均等に当たるのが正常です。

下顎のずれは、咀嚼に関連する筋肉の過緊張を引き起こし、また頭部の重心バランスを乱して姿勢や脊柱の歪みを生じさせます。これにより、肩コリや首コリ、腰痛、頭痛などが頻発するのです。この患者さんも、肩コリおよび首コリがありましたが、幸いにも重篤な症状はありませんでした。

下顎位に大きなずれのある場合には、まず下顎位のずれを補正するところから治療を行います。正しい下顎位の設定は、治療のゴールを設定する上で最優先されるべきものです。歯がきれいに並んでも、下顎位が間違っていれば、患者さんは正しく咬むことが出来ず、体調不良で悩まされることになります。

この症例では、まず下顎にスプリントを装着して下顎位を正し、そのうえで上顎にブラケットを装着して歯列矯正を行いました（写真38）。

上顎だけ矯正が進んで歯列が整っていくと、下顎とは徐々に咬み合わなくなっていきます。つまり、下顎に装着したスプリントを外すと、上下の歯は全く咬まなくなり、下顎位にずれを生じてしまいます。しかし、下顎にもブラケットを装着して歯を動かすためには、スプリントを外さなければなりません。このため、この症例では、下顎にブラケットを装着する際、同時に上顎にバイトプレートを装着して咬ませ、下顎のずれが生じないようにしながら歯を動かしていきました（写真39）。

上下の歯列の歪みが取れ、きれいに整った段階で、上顎のバイトプレートを外していきます。このとき、いきなり外してしまうと、やはり、咬み合わせが合わないため、咬合面（咬み合わせの面）にレジン（プラスチック）を盛り足したり、咬合調整を加えて咬み合わせを安定させ、下顎位にずれを生じないように細心の注意を払ってバイトプレートを外します（写真40）。

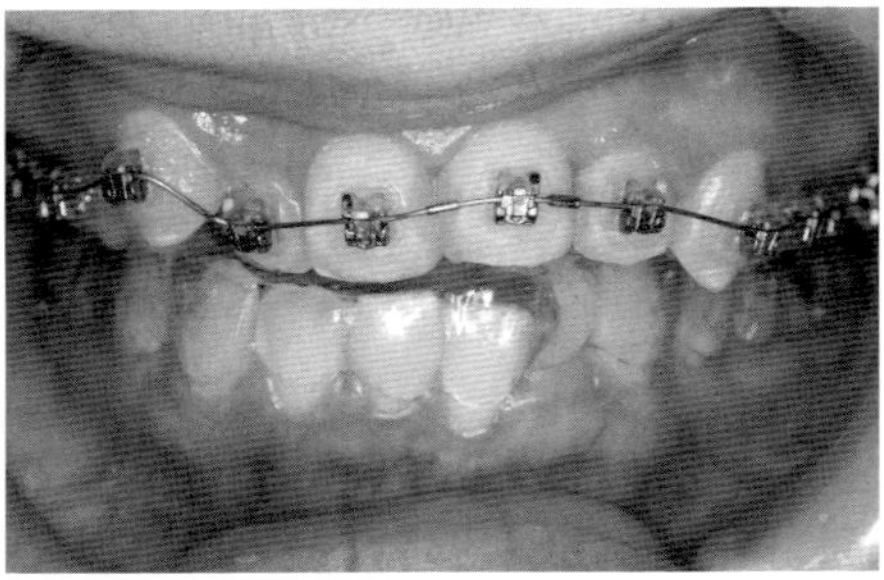

写真 38：下顎の３次元的位置のずれをスプリントで修正した上で、上顎にブラケットを装着して歯列を整えていく

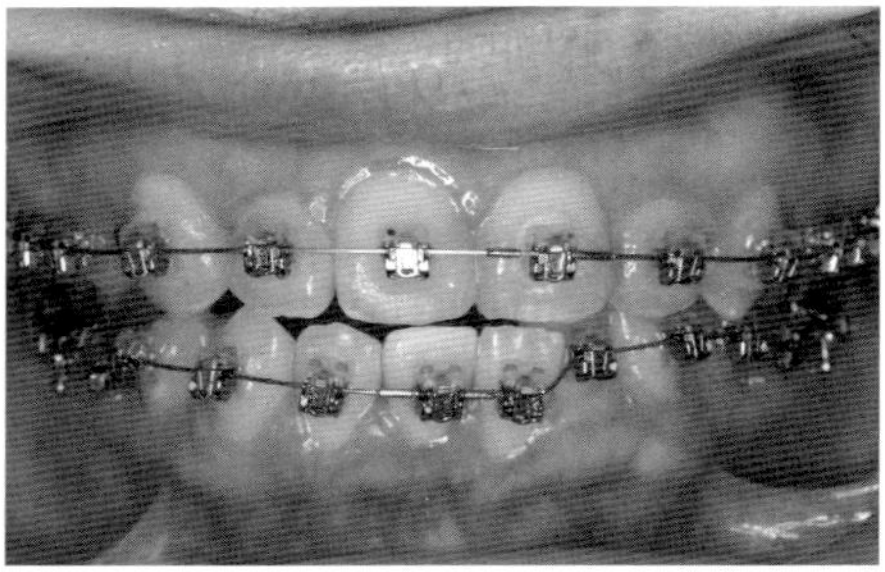

写真 39：下顎につけていたスプリントを外し、下顎にもブラケットを装着して歯を動かす。正しい下顎位を保つため、上顎にバイトプレートを装着した

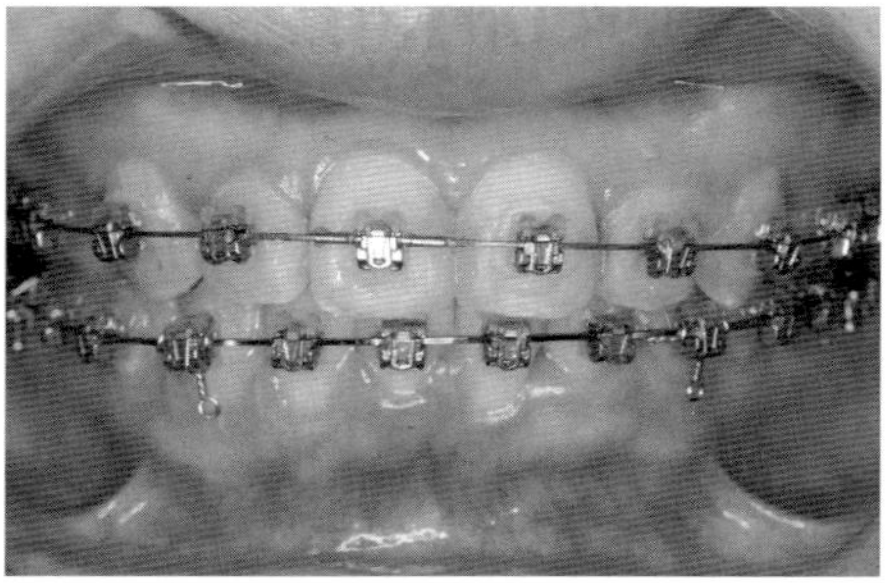

写真 40：上顎のバイトプレートを外したところ。咬合調整をしつつ、ワイヤー調整や顎間ゴムを使用し、咬み合わせを緊密に咬ませていく

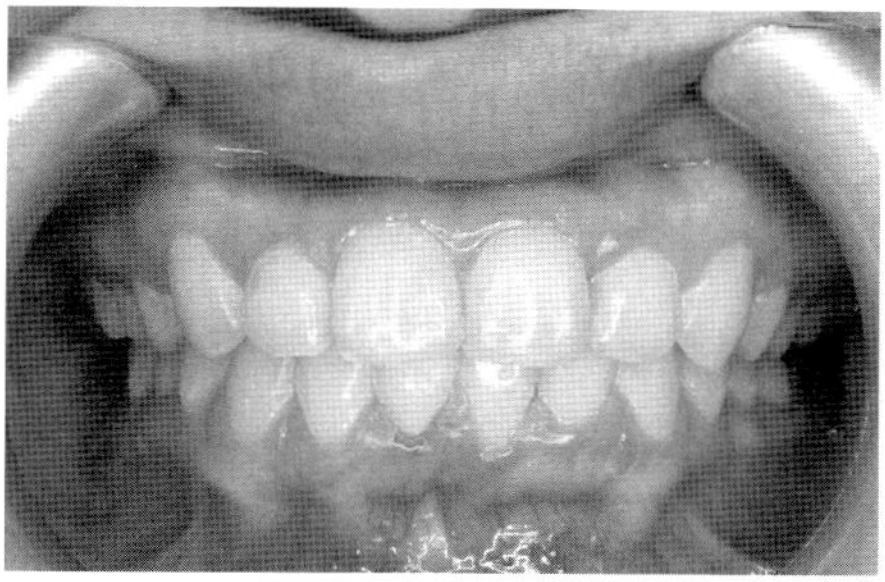

写真 41：治療後、正面観
反対咬合が改善し、美しい口元になった。下顎位が正しく修正され、咬み合わせが安定するとともに、あらゆる方向にスムーズな運動が可能になった

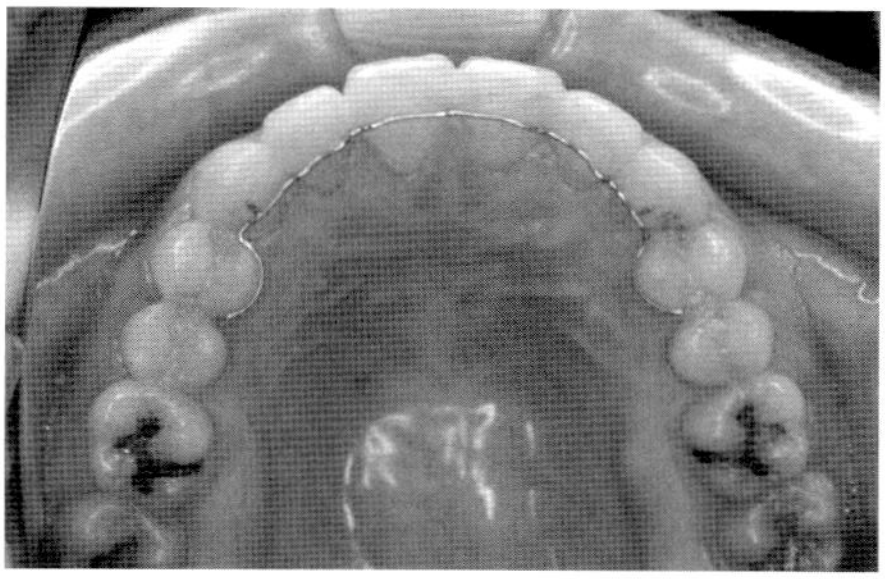

写真 42：治療後、上顎咬合面観
右側前歯が前方に拡大され、歯列は歪みがとれて左右対称となった

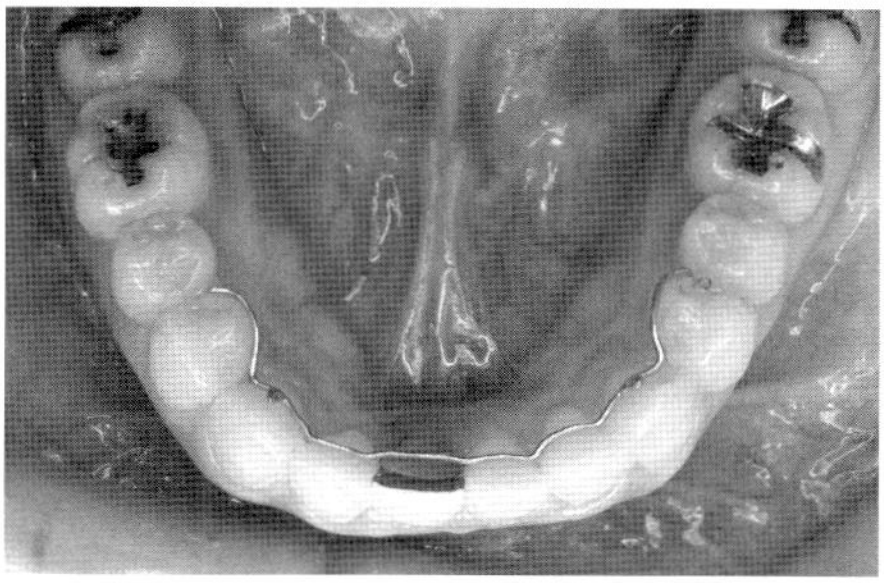

写真 43：治療後、下顎咬合面観
歯列弓の歪みが治り、左右対称的な放物線型のアーチとなった

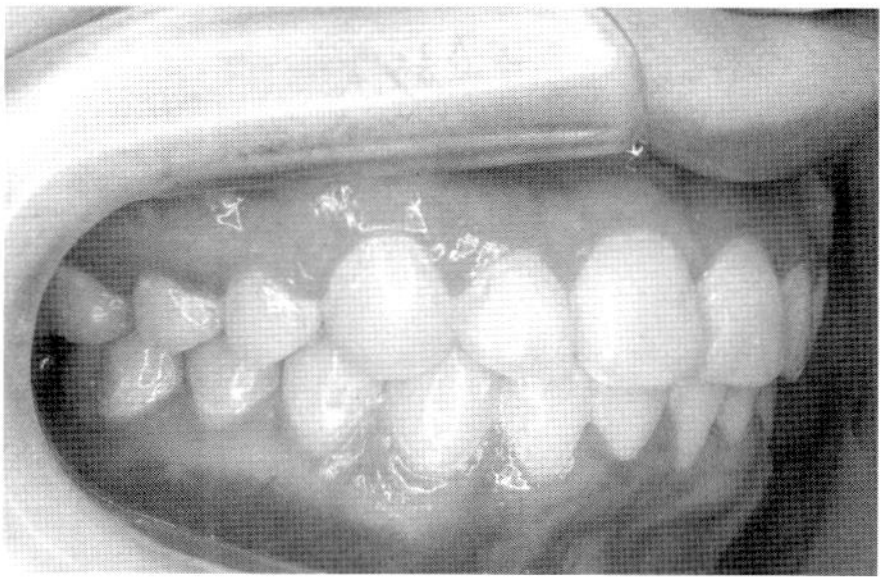

写真 44：治療後、側方面観
咬み合わせ不良が改善し、下顎の3次元的ずれが治った。治療前にあった肩コリや首コリはなくなった

治療後の状態を示します（写真41～44）。前歯部の反対咬合が治り、上下の正中もぴったりと一致しているのがわかります。上下の歯列弓の歪みが治り、左右対称的な放物線型の歯列となっています。前歯部の咬み合わせ不良が改善したことで、下顎位が頭蓋に対して正しく位置づけられ、下顎の運動は規制されることなく全ての方向にスムーズに行えるようになりました。治療前にあった肩コリ、首コリも全くなくなりました。

この例に見られるように、咬み合わせのずれや下顎位の3次元的なずれのあるケースでは、頭部の重心バランスを整えることを念頭においた治療計画の立案や治療法の選択が重要といえるでしょう。

③改善例　41歳男性
矯正用インプラントを用いた下顎偏位改善例

毎日、たくさんの歯列不正の人の口腔内を見ていると、どこに下顎のずれの原因があるのか一目でわかります。そして、これは顔貌の歪みとも一致しています。

例えば、咬合平面（歯列の水平面）の傾きは口唇の傾きとして表れ、咬合平面が左に傾けば、口唇も左に傾きます。また、目じりから口角（口唇の端）の長さや鼻唇溝（ほうれい線）の深さ、頬のふくらみ、下顎角（えら）の出具合などの左右差は、歯列不正や咬み合わせ不良の影響を強く反映しています。さらには、頭部の重心バランスの狂いや偏咀嚼により、頭の傾きや肩の下がり、姿勢の歪みなども見られます。

しかしながら、歯科に訪れる患者さんのこのような容姿の左右差や姿勢の歪みをきちんと評価している歯科医師はほとんどいないのが現状です。一般論として、歯科医師は口腔内の細かなところを見るのは得意ですが、患者さんを全体として捉える習慣がなく、またそのような教育的土壌もありません。ここに、我が国の歯科医学の大きな問題があります。

さて、話を元に戻します。歯並びや咬み合わせのずれは、それが小さなものであってもしばしば下顎や顔貌を大きく歪ませます。実際の症例を提示します。患者さんは41歳男性で、左下奥歯の痛みを訴えて来院しました（口絵写真㊺～㊽）。

レントゲンを撮影すると、左下を中心として上下左右の奥歯に顕著な歯槽骨の吸収を認めました。歯槽骨が吸収したことで歯周ポケットが形成され、歯のぐらつきと歯肉の腫脹、咬合時痛などの歯周病の症状を呈していました。そして、この歯槽骨の吸収の原因は明らかに咬み合わせ不良（咬合性外傷）であると診断しました。

咬み合わせが原因の歯周病（体質的な歯周病とは厳密には異なる）は、咬み合わせを正さなければ根本的には治りません。特に、歯並びに問題がある人は、下顎を前後左右に動かしたとき、必ず特定の歯に引っ掛かりを生じます。この引っ掛かりが外傷的な力として作用し、歯の周囲の歯槽骨を溶かしてしまい歯周病となるのです。一般的に歯周病といわれているものの多くは、この咬合性外傷なのです。この患者さんのケースでも、明らかに歯並びに問題がありました。

治療前の写真からもわかるように、上下の正中はずれ、下顎は大きく右に偏位しています。左右6番（6歳臼歯）の歯は上下が交叉咬合で、また左右の犬歯も正しく咬み合わないため、下顎を前後左右に動かすと奥歯が強烈に引っ掛かっていました。上下の歯は山と山同士が咬んでしまうために隙間があり、しっかりと咬み合っていません。そして、最も問題なのが下顎右側第二小臼歯です（口絵写真㊻矢印）。真っ直ぐ萌出できずに前方に強く傾斜したことでスペースが足りなくなり、そこへ前後の歯が倒れ込んでいます。その結果、右側の咬み合わせが低くなっているのです。治療前には、肩コリや腰痛、開口時に顎関節がカクッとなる開口障害がありました。

顔貌写真からは、下顎が大きく右側にずれ、右側の眉、目の位置が低く、口角が右上がりで、右側の顔面高が低いのが見て取れます。

一般的に、咬み合わせ高さに左右差があると、下顎は低い方にずれます。そうしないと、上下の歯が均等に当たらないからです。また、上顎の咬合平面が歪んで左右いずれかに傾斜していると、傾斜している方（上がっている方）に下顎もずれます。上顎は脳頭蓋と一体になっているため、上顎骨自体に大きな歪みのある場合には、歯列矯正だけで下顎のずれを治すのは極めて困難です。

この症例では、咬合性外傷（歯周病）および咬み合わせ不良、歯列不正、顎関節症、下顎の3次元的ずれを総合的に解決するため、矯正治療を行うこととしました。

上顎の歯列には大きな問題がなく、体調不良も酷くなかったため、歯並びと咬み合わせおよび下顎のずれを矯正治療主導で同時に治すことにしました。この方が、スプリントなどを使った咬合治療を併用するよりも治療がシンプルなため、治療期間の短縮が図れるメリットがあります。

まず、歯周病の基本的治療を行った上で矯正治療に移ります。上下の歯にブラケットを装着してレベリング（高さを揃える）を行った後、右側にずれた下顎歯列を左側に戻すため、下顎左側に矯正用インプラントを設置しました（写真49）。

矯正用インプラントは、絶対的な固定源として非常に優れ、歯を目的の方向へ自在に動かすことができます。従来では困難であった大臼歯の後方移動や複数歯の移動も可能なため、非抜歯治療の適応が増え、治療期間の大幅な短縮ができ、難症例の治療も可能になりました。また、患者さん自身に顎間ゴムを使っていただく頻度が非常に少なくなり、患者さんの煩わしさも軽減すると同時に、治療の進行が顎間ゴムの使用状況に左右されないため、より確実なものになります。

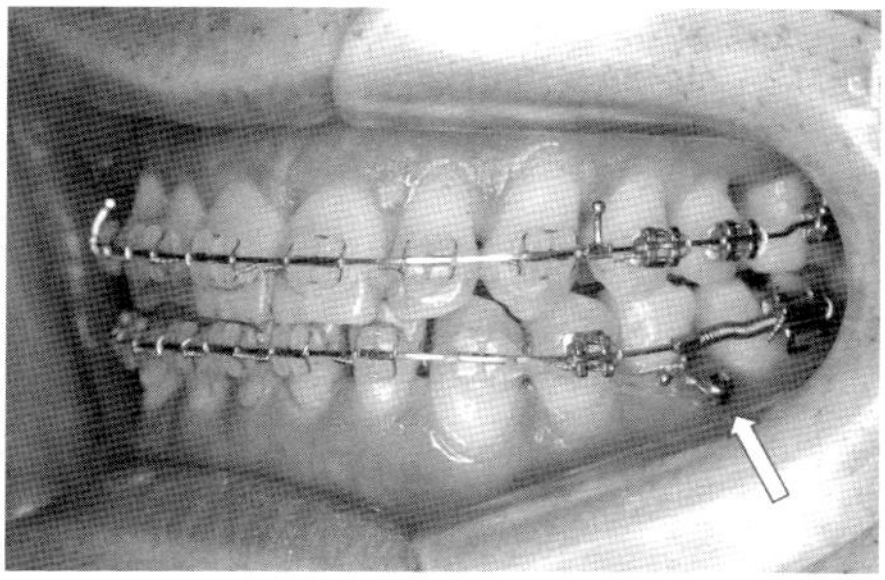

写真 49：右側に大きくずれている下顎歯列全体を左側に戻すため、左側臼歯部に矯正用インプラントを設置した（矢印）。矯正用インプラントは絶対的な固定源として非常に強力であり、難症例への対応や治療期間の短縮に極めて有効

治療後の写真を示します（口絵写真㊿〜53）。下顎歯列全体が左側へ誘導されてずれが治り、上下の正中がぴったりと一致しているのがわかります。下顎の歯列弓形態の歪みもとれ、左右対称の放物線型になりました。側方から見ると、左右6番の交差咬合と右側第二小臼の前方傾斜が改善しているのがわかります。

下顎歯列が左側に戻ったことで、上下の歯が山と谷でしっかりと隙間なく咬み込み、右側の低位咬合も改善して、緊密な咬合関係が確立されました。また、左右犬歯が理想的な位置関係で咬み合う機能を発揮することによって、引っ掛かりのないスムーズな下顎運動が可能となりました。

治療前の顔貌写真では、下顎が右側に大きくずれていましたが、治療後は下顎が左側に戻り、右側の口角も下がって、顔貌の歪みが改善しました。下顎の3次元的位置および頭部の重心バランスが正されたことで、顎関節の開口障害がなくなり、肩コリ、腰痛も大幅に改善しました。

歯並びが良くなることで得られる効果は想像以上で、単に美しさが得られるだけに留まりません。特に、咬み合わせの根本的解決が必要な場合には、歯列矯正は不可欠な治療のひとつであるといえるでしょう。

あとがき

現代の日本人には、急速な身体的退化が表れてきており、非常に憂慮すべき状況となっています。この根本的な原因は生活習慣の近代化にあり、特に食生活の急激な変化は今までに類のないものです。その結果、虫歯や歯周病が蔓延し、多くの人に歯列不正をもたらし、身体の退化、顔貌や姿勢の歪みをもたらし、体調不良を訴える人が増えていると考えられます。

多くの人にとって、歯は食物を咬み切るだけの道具と思われているかもしれませんが、決してそうではありません。咀嚼や栄養摂取を通して他の臓器や器官、神経やホルモンなどと連動し、全身のバランスを保っていることが徐々に明らかとなっています。

本著では、紙幅の関係で、歯列や咬み合わせの不良、下顎のずれがいかに全身に好ましくない影響を及ぼすのか、またその解決すべき方法や予防策について簡便に述べるに留めました。歯列矯正についての詳細は、著拙『正しい「歯の矯正」の本』（農文協）をご参照ください。

近代化した食生活は、顎骨の形態的・機能的退化と歯の大型化をもたらし、歯列不正の発生を高めてきました。さらに、今後もこの傾向は続くことが予想されます。本書が、歯列不正や咬み合わせ不良を原因とした体調不良で悩む人の解決の糸口に、また不正咬合の予防のためにお役に立てれば幸いです。

最後に、本書を執筆するにあたり、多大なるご指導をいただいた丸橋賢先生、丸橋裕子先生、資料の作成や整理にご助力いただいた青木博之先生、辻本仁志先生、亀井琢正先生、刊行に際しご尽力いただいた農文協のみなさんに心から感謝申し上げます。

海老澤　博（えびさわ　ひろし）
1973年、茨城県生まれ。
日本大学松戸歯学部卒業。歯科医師。全人歯科医学研究所理事。丸橋全人歯科副院長、審美・矯正治療担当。日本矯正歯科学会、日本口腔インプラント学会、日本歯内療法学会会員。国際インプラント学会認定医。
著書に「正しい『歯の矯正』の本」農文協刊がある。

歯科は新しい時代に入った
全人歯科医学研究所が贈る、歯の宝石箱シリーズ②
心身の健康を取り戻す新しい歯列矯正法
2017年3月1日第1刷発行
著者――――――――――― 海老澤　博
企画・発行―――――――― 全人歯科医学研究所（丸橋全人歯科内）
〒370-0841　群馬県高崎市栄町21−1
☎ 027-322-0845
発売――――――――――― 一般社団法人 農山漁村文化協会
〒107-8668　東京都港区赤坂7-6-1
☎ 03-3585-1141（営業）
☎ 03-3585-1145（編集）
FAX 03-3589-1387
URL http://www.ruralnet.or.jp/

ISBN978-4-540-17124-6〈検印廃止〉

定価はカバーに表示。
編集製作　㈱農文協プロダクション
印刷・製本　協和オフセット印刷株式会社